目録

CONTENTS

附錄 APPENDICES

前言

癌症是目前人類最可怕的殺手，人們往往談癌色變，在醫學昌明的現代社會，罹患這種惡疾雖不一定步向死亡，但所帶來的身心創傷實在是苦不堪言，加上龐大的醫療費用，即使生活在經濟發達、社會福利完善的國家，也視之爲一個沉重的負擔。

《防癌之路》是中僑互助會繼《醫學漫談》、《健康生活》、《癌症淺介》及《就診良伴》之後的最新出版。內容闡述癌症的各種成因及預防方法，並深入探討在日常生活中可以付諸實行的防癌措施，如健康的生活習慣和飲食營養、經常作自我檢查、注意家居及工作環境、盡量避免接觸致癌物質等等。對移居海外的華裔人士，這實在是一本不可多得的參考寶鑑。

作者鄭崇慈博士十多年來致力研究癌症的發病原因和預防措施，期間更接觸不少瀕臨死亡的癌症病人，獲取寶貴的資料從而作深入研究，他深信癌症並不可怕，它是一種可以預防的病患。

合著者章志實醫生更是一位令我深深敬佩的傑出人士，他十年來熱誠投入中僑互助會的義務工作，對推廣健康教育工作不遺餘力，近年更埋首寫作，其多本著作深受廣大讀者歡迎，屢有供不應求的現象。

中僑互助會現再邀得兩位資深學者聯合執筆，撰寫資料詳盡、深具實用價值的參考書，誠是讀者一大喜訊。本書能付梓印行，實有賴星島日報慷慨贊助製作及印刷費用，並安排在北美多個城市發行，本人在此表示衷心感謝。

爲自己的健康著想，是每個人的責任。「預防勝於治療」雖屬老生常談，卻是無可置疑的事實。我誠意向所有關注身體健康的人士推薦此書，並祝讀者延年益壽，享受健康美好的人生。

中僑互助會主席
樂美森
一九九七年十一月

序

尊崇章志實醫生博學謙沖，更欽佩鄭崇慈博士對癌症研究的專注和執着。在他們兩位衷誠合作下，這本《防癌之路》終於問世了。

星島集團在這件事工中做了催生工作，做的是「跑龍套」的角色，中僑互助會才是眞正的主導者。

觸發本集團介入這樁發行及經銷事務是因爲在一次卡加利視察業務中，發覺許多社會人士前來星島辦事處購買中僑互助會的《就診良伴》和《健康生活》兩書。卡城辦事處的同事告知兩書都頗爲流行，使我進一步認識到原來此類醫療保健書籍廣爲讀者歡迎，遂有意繼續推廣，正巧那時中僑互助會有意將鄭博士及章醫生的合著刊印，目標既同，攜手便易，於是在中僑互助會與星島集團的合作下，那寧馨兒——《防癌之路》便誕生了。

防癌之路其實並非遙遠亦非前路茫茫，本書的問世帶來一個強烈的訊息，那就是癌症並不可怕，可怕的是諱疾忌醫和發覺延誤。鄭崇慈博士出身在南洋世家，一生孜孜不倦地從事癌症研究工作，是加拿大極少數對癌症有研究的權威之一。章志實醫生是香港名醫，退休後移居溫哥華，雖是頤養天年，但是對社會醫療保健極爲關注。由鄭崇慈博士英文書寫，章志實醫生以中文翻譯，兩人合作無間而又文采非凡，更難得是深入淺出，流暢易讀，是一本值得推介的好書。

最後，我要重申，本書的盈利收入，全撥歸中僑互助會和星島基金，以作發展社會服務及慈善之用，讀者在書香縹緲中，該是溫馨滿懷吧！

星島集團北美總監
金興雄
一九九七年十一月

序言

居住在先進的國家、繁盛的大都市，生活質素愈見提升。惟是人口的聚集，嶄新的科技，環境的污染，不良的飲食習慣，道德的淪亡，沉重的工作壓力等所帶來的隱憂可不少，社會性的問題有意外及暴力行爲，而身體健康方面則以心臟血管病及癌症威脅最大。

癌症既是人類一大敵，近年更見來勢凶凶，吞噬不少生命，聞者莫不色變。患者一經診斷，有如被判處極刑，無所遁形。

事實上，按醫學觀點而言，癌病並非一定是不治之症，祇要發現得早，及時治理，痊癒的機會是很高的。至於癌病的成因，雖然衆說紛紜，莫衷一是，但若能多加瞭解及掌握防癌之道，則有可能遠離癌魔，安享健康的一生。

鄭崇慈博士從事研究癌疾凡十七年，經常就其累積的經驗和心得，發表了不少報告，有助改善醫療成效。數年前著作了《癌症常識》及《癌症淺介》，現又寫成《防癌之路》，內容精要簡約，深入淺出，適合普羅大衆閱讀，增加認識生活和工作環境、食物、煙酒、運動、遺傳等與癌疾的關係，從而調節作息和飲食習慣，創造一個健康的生活環境，杜漸防微，避免受癌病折騰。

鄭崇慈博士原以英文書寫《防癌之路》，爲了讓海外僑胞獲知更多有關癌病的資訊，再度邀請章志實醫生負責翻譯工作。以章醫生湛深的專業學養，豐富的寫作經驗，還有致力推廣健康教育的熱誠，可謂不作他人選。鄭、章二人相交相知，攜手同步，發揮所長，實乃社群之福。

中僑互助會向以提供移民適應服務爲旨，近年更多次出版健康教育的著作，務求從根本做起，讓大家認識健康生活的重要。這次得星島日報合作，出版《防癌之路》，爲華裔社群貢獻新猷，謹在此致以崇高的敬意。

李國柱醫生

一九九七年十月

李國柱醫生前爲卑詩大學精神科臨床助理教授，大溫哥華心理衛生局精神科顧問醫生，也是中僑互助會創辦人之一，並先後擔任主席、理事及顧問團主席之職，一九八九年曾出任加拿大防癌會溫哥華華人社團抗癌運動主席。

作者簡介

鄭崇慈博士
Dr. Chong Ze Teh

鄭崇慈博士於一九四九年出生於中國，成長於馬來西亞。在澳洲墨爾本蒙立斯大學攻讀微生物學，於一九七二年獲理科學士學位。翌年考取教育文憑，隨即在當地投身教育工作。數年後轉赴多倫多大學選修細菌學，繼而前往英國深造，於一九七八年獲取病毒學碩士銜，再於一九八零年在雪非耳大學完成博士論文，主修流行感冒病毒。

由英國重返加拿大不久，鄭博士便加入卑詩省癌症控制中心，負責研究癌症流行病學，生物統計及職業腫瘤等工作。

學識淵博，十多年來專注癌症研究工作的鄭博士，工餘喜歡埋首寫作，把自己從事癌症研究的心得筆錄下來，並經常在北美、英國及澳洲的醫學專刊裏發表。一九九零年他得到陳秀眞女士協助翻譯，在香港出版第一本著作《癌症常識》。四年後再與章志實醫生合著《癌症淺介》，由中僑互助會出版及發行。《防癌之路》這本新作也是鄭、章二人攜手合作而成的心血結晶。

鄭博士除專注於事業外，亦不忘回饋社會，熱心參與社群活動。他曾任中華文化中心理事，現仍爲該中心的活躍會員。由一九八七年開始更積極參與加拿大癌症協會的義務工作，負責向華裔社群推廣健康教育。

作者簡介

章志實醫生
Dr. Anthony Cheung

章志實醫生於一九三六年生於泰國曼谷，四歲往香港求學。一九六一年畢業於香港大學醫學院，一九六六年赴英國深造，翌年考取格拉斯哥皇家內科醫學院院士 M.R.C.P.(G)，回港後服務於九龍伊利沙伯醫院。一九七二年獲取美國心臟學院榮授院士 F.A.C.C.。一九八四年晉升格拉斯哥皇家內科醫學院榮授院士 F.R.C.P.(G.)，於一九七三年至八四年間擔任九龍聖德肋撒醫院內科顧問。

一九八五年初，章醫生舉家移民溫哥華，初期棄醫從商，投資健康食品生意，並從事科學研究工作。八七年退休後一直參與中僑互助會義務工作，從事翻譯、教學和寫作，並獲該會頒贈傑出會員及義工獎。章醫生更是《松鶴天地》月刊的專欄作家，十一年來每月專注撰寫醫療保健文章，深受讀者喜愛。

章醫生的著作甚豐，計有剖析中年及老年人健康問題的《醫學漫談》，與廖德勳醫生合著，探討各種健康問題及闡釋疾病的起因和治療方法的《健康生活》，及與鄭崇慈博士合著的《癌症淺介》。

《防癌之路》是章醫生與鄭博士再度攜手的最新著作，共花兩年時間始完成。全書約十萬字，以深入淺出的筆法向普羅讀者介紹預防癌症發病的基本概念。

第一章

癌症是怎樣開始的？

How Cancer Begins？

癌症的開始

近二十年來，治療癌症的方法雖有顯著的進步，但「癌」仍然是一個令人聞之色變的名字。在很多人心目中，罹患癌症便等於一腳跨進了鬼門關。到底癌是甚麼？它又是怎樣開始的呢？

要真正明白癌症是怎樣開始的，可用以下一個簡單的例子來說明。假想在一個大城市的星期一早上八時，我們乘坐一架低空駕駛的飛機，俯瞰馬路上的情況，車輛川流不息，井井有條，嘆爲觀止。這暢順的交通，全賴着完善的控制設施，如交通燈、指示牌、馬路設計、警察、明文或不明文的法例……。可是當控制系統其中一部分出了毛病，便不難想像到局面的轉變：首先在出錯的地方呈現擠塞，若問題未能及時解決，汽車混亂的情況將會逐漸伸延到城市其他地區。

人體正好像一個大城市，那億億萬萬的細胞好比馬路上的車輛。癌症的定義其實是細胞出現了毛病，不受人體正常的控制，而自己不斷地繁衍，造成一個腫瘤(Tumour)。

癌症的形成是要經過幾個階段。幸好專家們懂得在不同的階段使用不同的方法阻撓它進展。當我們談及防癌時，便要考慮兩個重要的問題：一是「引發」(Trigger)癌症的因素，二是「防癌」(Defence)的策劃。

研究人員相信大部分的癌症是由不同的因素引發，如化學物質的致癌物(Carcinogen)、病毒、過量的輻射，或體內一些不固定分子，科學家稱它們爲游離基(Free Radicals)。任何一種因素，祇要引發體內一個細胞或　組細胞誤入歧途，便會出現癌病的危機。因此，我們若想預防癌病，便要設法排除食物裡、生活上或環境中的引發因素。

其實我們每天都會接觸致癌的因素，有些科學家更宣稱，任何人士一生中必曾擁有癌性細胞。倘若這理論是真的話，我們便會聯想到一個重要的問題：人體內的免疫系統是否能夠及早偵察出癌性細胞或導致癌症的因素，繼而殲滅它們，好使癌病不能發生呢？換句話說，防癌的工作是可行的目標，祇要我們能建立一個强而可靠的防衛系統。

甚麼是癌？

人們相信癌的形成，是由於致癌的物質侵入體內的細胞，改造了細胞內一個特別的遺傳單位，稱爲癌病遺傳基因(Cancer Gene)。這外來的侵犯者干擾着正常遺傳基因的一部分構造，科學家稱它爲脱氧核糖核酸(Deoxyribo - Nucleic Acid)，英文簡稱爲 DNA ，使基因裡的成員(鹼基)次序大亂，也使細胞裡的遺傳基因改變了結構。

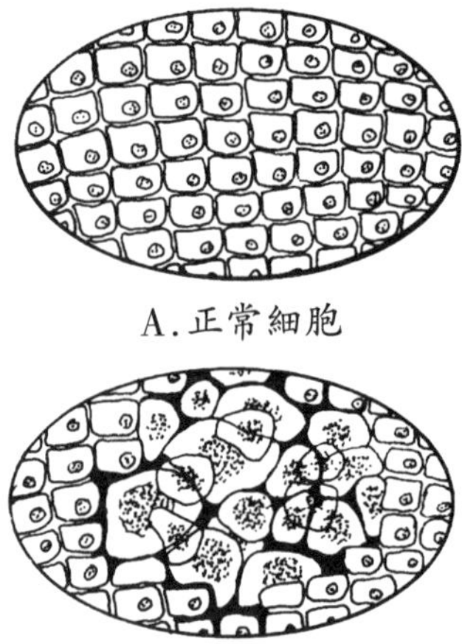
A.正常細胞

B.癌性細胞

圖一：

正常細胞和癌性細胞的比較

正常的細胞大小形狀歸一，排列整齊有序(圖一 A 、二 A)。當它們轉變成癌性細胞時，卻退回原始的狀態，細胞體積大小不

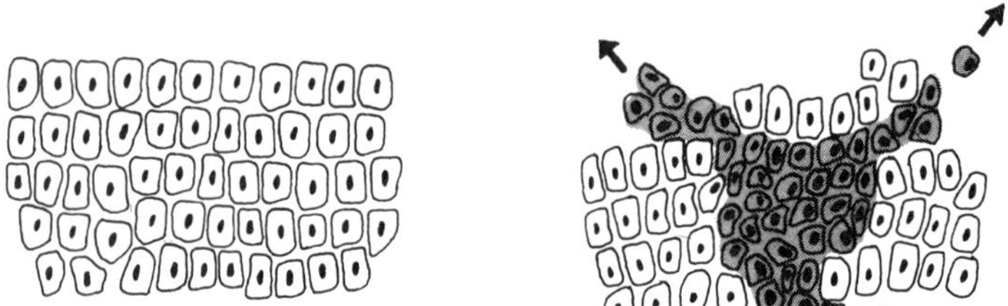
A.正常細胞

B.癌性細胞

圖二：癌性細胞四處擴散

一，尤其是細胞核的轉變最爲明顯（圖一 B、二 B），細胞的排列雜亂無章。

已變形的細胞往往不遵守正常的規則去生長。假如體內的免疫系統未能及時修改這情況，變形的細胞便會肆意地繁殖和生長。這些癌症細胞祇要有足夠的養料，便會不停地繁衍，同時從主體所吸取的養料、氧氣和水份也較正常的細胞爲多。它們肆無忌憚地凌辱和侵蝕鄰近的良好細胞，破壞了生物學的規條。原來正常細胞有一條不明文的法則叫做「接觸抑制」(Contact Inhibition)。爲了避免細胞繁殖過剩，每當大家過於緊密聚集在一起時，便互相抑制生長。這奇妙的節育方法，完全依賴着正常細胞製造出特殊的蛋白質，分佈在細胞的表面上。如雙方距離太近，便可以互相阻止繁殖。由於癌性細胞缺乏這類蛋白質，訊息不能溝通，造成毫無節制的衍生。（圖三）

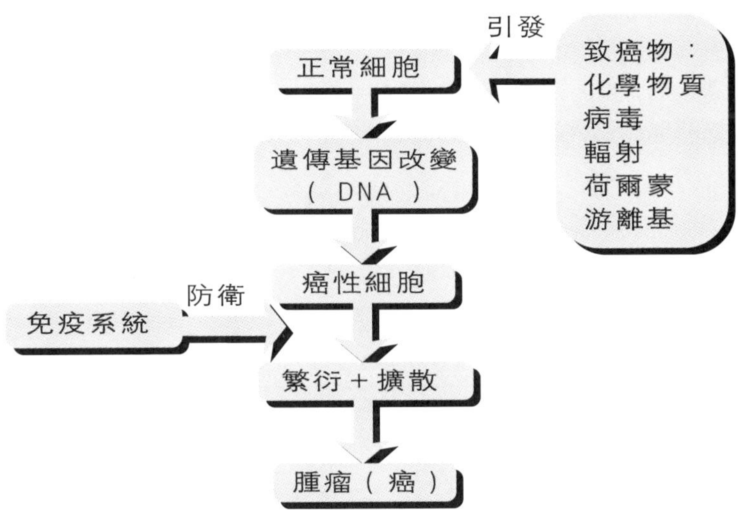

圖三：腫瘤形成的簡化程序

當癌細胞增長時，往往聚在一起，成爲一個逐漸膨脹的小瘤。瘤可分爲良性和惡性兩種：良性瘤(Benign Tumour)祇局限一處，不會侵犯鄰近的細胞和組織；惡性的腫瘤(Malignant Tumour)

則有如「道明勞骨牌效應」(Domino Effect)，排山倒海地蹂躪鄰近的細胞和組織，先是層與層之間蔓延，後則狂噬和損毀。

原發性腫瘤和繼發性腫瘤

原發性腫瘤(Primary Tumour)是指癌細胞在人體內某一器官或組織生長起來，常以起源的地方爲名，如乳癌、前列腺癌、大腸癌等皆是。繼發性腫瘤(Secondary Tumour)亦稱爲「轉移性癌」(Metastases)，癌細胞是從原發性腫瘤來的，沿着不同的途徑，被送到遠處的淋巴結、器官或組織後逐漸成長起來。在異鄉寄居的毒性細胞，是從原居地出發，沿着血液和淋巴系統的網絡，轉移到一個新天地。它們的旅程仿如行軍的機密部隊，用盡詭計或掩飾的手法，滲透異域，無孔不入。癌性細胞有一特色，能製造一些酵素(Enzymes)，穿破血管壁，讓毒性細胞混入血液循環，任由漂泊到不同的角落。因此，有人戲謔酵素爲癌細胞的護照，容許它們移居他鄉。至於淋巴系統的旅程卻有另一特色，癌細胞先在鄰近的淋巴結(Lymph Node)找個歸宿，成長後繼續伸延到更遠的

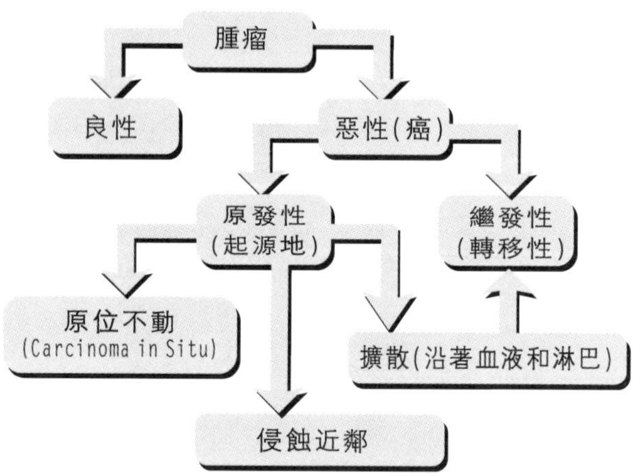

圖四：腫瘤的類別

淋巴結。

轉移性癌的形成並不簡單。首先要通過免疫系統搜索的一關，然後穿過血管或淋巴管壁，直流到樽頸地帶，在合適的情況下，又穿過管壁，下榻於新的境界，從此繁殖下去。每當繼發性癌轉移到遙遠的器官或組織時，治療便顯得困難重重，痊癒機會減低。（圖四）

人體內任何一種細胞都可以變成癌症。原發性癌是以腫瘤的原居地爲名，如膀胱癌、乳癌、甲狀腺癌等，但也可以依循腫瘤起源的細胞而分門別類，如肉瘤(Sarcomas)便是來自血管、肌肉、骨骼或其他纖維；癌(Carcinomas)卻是上皮組織的惡性腫瘤，如腸癌、卵巢癌、皮膚癌等；血癌(Leukemias)則來自血球；淋巴瘤(Lymphoma)是淋巴結惡性腫瘤。

引發癌症的因素

倘若我們要做好防癌的工作，便應多些瞭解引發癌症的因素，它們包括：(一)化學物質——致癌物；(二)病毒；(三)輻射；(四)荷爾蒙；（五）游離基。

▲化學物質

香煙裡的焦油和石棉纖維都是人所共知的致癌物。我們日常的食物也經常含有大量的致癌物質，所以每當談及防癌的時候，便應注意進食的東西。空氣污染也是另一種接觸致癌物的渠道；奇怪得很，住家裡和工廠裡的空氣污染所含的化學致癌物質，遠超過室外的份量。

▲病毒

過往科學家曾認爲有些病毒是可以引發形成癌症，但經過多年的觀察和收集的資料，這種聯繫的理論卻未能成立，且有被遺棄的趨勢。典型的致癌病毒(Oncoviruses)包括有：

• 愛潑斯坦・巴爾病毒(Epstein – Barr Virus)：它和伯基特氏淋巴瘤(Burkitt's Lymphoma)、鼻咽癌(NPC: Naso – Pharyngeal Cancer)或霍氏淋巴瘤(Hodgkin's Lymphoma)是有關連的。

• 乙類肝炎病毒(Hepatitis B Viruses)：它和許多原發性的肝癌是息息相關的。

• 人類的乳頭狀瘤病毒(Human Papilloma Virus)：近年來，研究顯示這類病毒可能和子宮頸癌及一些泌尿生殖的癌症(Urogenital Cancer)也有一點連繫。

在這裡我們要强調一點，上述的病毒感染未必一定會導致形成癌症，而是感染者患上癌病的危機比常人爲高。

▲輻射

X射線(X – Rays)、丙型射線(Gamma Rays)和微粒性的輻射(Particulate Radiation)都可以觸發正常細胞轉變成癌性。皮膚癌便是太陽裡的紫外光所引致嚴重後果，這是一個典型的例子。

▲荷爾蒙

女性荷爾蒙的雌激素(Estrogen)可以促進細胞的惡變，尤其是婦女體內荷爾蒙失調，或是服食過量雌激素，都會增加患癌的機會。

某些致癌物被證實能引發某一種癌病，吸煙導致肺癌便是一個好的引證。但是我們也要知道，不是所有肺癌都是從吸煙得來的。其實許多癌病的起因都未明朗，有待科學家的鑽研和探討。

就目前研究顯示，癌症的成因是多元化的，也隱藏着相互作用(Interactions)。無可置疑的致癌因素包括有食物、生活方式、遺傳和心態；這些因素可能是和引發癌病有關連，也可能是和防癌的工作有聯繫。不少癌病的成因都不是單元化的，需要兩種或多種致癌的物質才可以使細胞惡變。癌的形成也有因體內的防衛系統出了毛病，以致減低防癌的功能。

▲流離基

近期研究癌症最熱門課題之一，可算是「流離基」(Free Radicals)。它們是物質的分子(Molecules)，含有額外一個電子(Electron)，能損毀人體組織，奠下形成癌的根基。人體内流離基的誕生是有多個途徑，其中最常見的是「氧化作用」(Oxidation)，即是氧氣和某些化學物質(如脂肪)發生作用後，便產生了流離基。本來氧氣是維持生命的要素，想不到在某些氧化過程中，卻會產生一些對人體有害的副產品。試看多元性非飽和脂肪(Polyunsaturated Fats)經過氧化後，產生了熱能(Energy)，同時也製造了流離基，亦稱爲「氧基」(Oxygen Radicals)。氧基精力充沛，四處闖蕩，能損傷蛋白素、脂肪和細胞裡的核酸(Nucleic Acids)，包括遺傳因子的 DNA。

從化學的認識，我們更可以知道其他高熱能源(High Energy Sources)，如太陽的紫外光和游離輻射(Ionizing Radiation)，是怎樣從一個原子(Atom)擺脱了一個正在軌道上運行的電子(Electron)(註一)。這一個流放出來的電子，活力充沛，如脱轠馬，急不及待地四處找尋另一個原子作歸宿。一旦找到對象便聯結成一起，使新主人變成不穩定的原子，背負着一個强力威猛的額外電子，這便是科學家所稱的「流離基」。新產品在體內流蕩，目的是盡

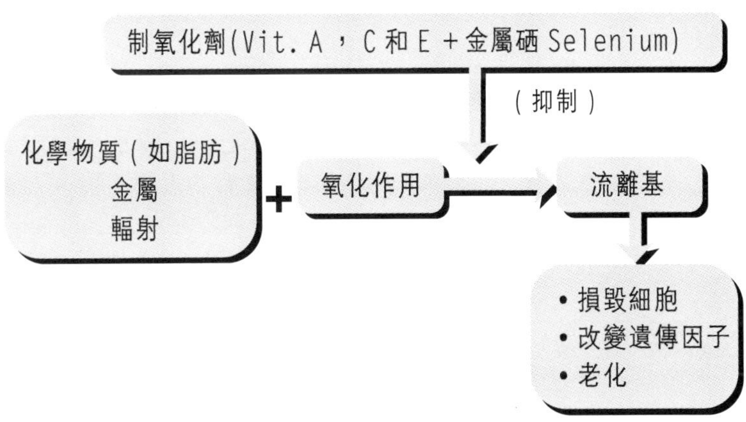

圖五：流離基的產生

早擺脱那額外的電子，使自己回復正常的狀態。流離基最佳的對象莫過於鄰近的細胞，那額外的電子不獨傷害了細胞膜 (Cell Membrane)，同時也干擾了細胞裡的遺傳因子 DNA。

流離基的形成，大多數是來自化學、金屬和高能量的輻射，經過氧化作用才產生的。一般而言，正常和有節制生產的流離基對人體是無害的，也不會引起疾病。原因是體內的免疫系統、防衛措施、酵素功能和細胞膜本身的保護作用，都能阻止流離基的侵犯。但是，當人體失卻了控制的時刻，流離基便在毫無阻力的情況下，製造惡果，引致過早衰老的現象、腦細胞損毀、關節炎和癌症。

有些維生素和礦物質被稱爲「制氧化劑」(Antioxidants)，因爲它們能抑制氧化作用，阻止游離基的誕生。因此，食物的因素是可以左右游離基的損毀，也起了防癌的作用。目前被公認爲最富有制衡氧化的養料是乙型胡蘿蔔素(Beta – Carotene)和維生素 C 與 E。（圖五）

註一：任何化學的元素(Element)或混合物(Compound)的最小獨立單位稱爲分子(Molecule)，而每個分子是由一組原子(Atoms)組成，每個原子含有一個核心(Nucleus)，被電子圍繞著。

第二章

遺傳因子和癌的連繫

Gene and Cancer

近年來，科學研究員都集中注意正常細胞如何會被引發成爲惡性。無可置疑，最熱門的研究範疇，當然是遺傳和分子生物學(Genetic and Molecular Biology)。大多數專家都相信所有癌病是起自正常細胞裡的遺傳因子。每個細胞核藏有脫氧核糖核酸細絲(Strands of DNA)(註一)，相等於電腦軟件貯滿各種密碼，控制着細胞的主要功能。這些細絲是一雙雙繞成螺旋狀，稱爲染色體(Chromosome)，而每個細胞都擁有二十三對染色體。(圖一、二)

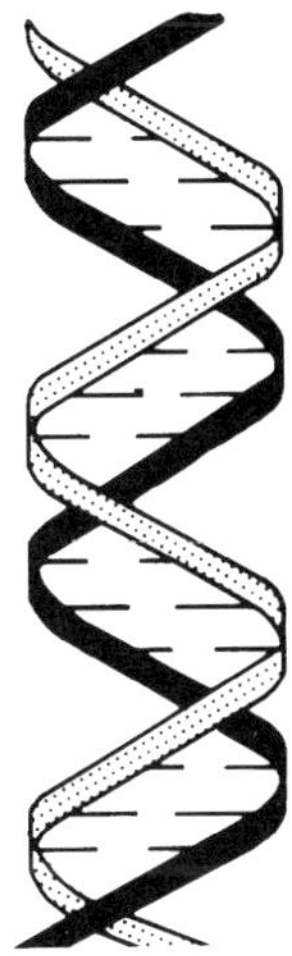

圖一：
DNA的構造模型顯示一雙雙細絲繞成螺旋狀

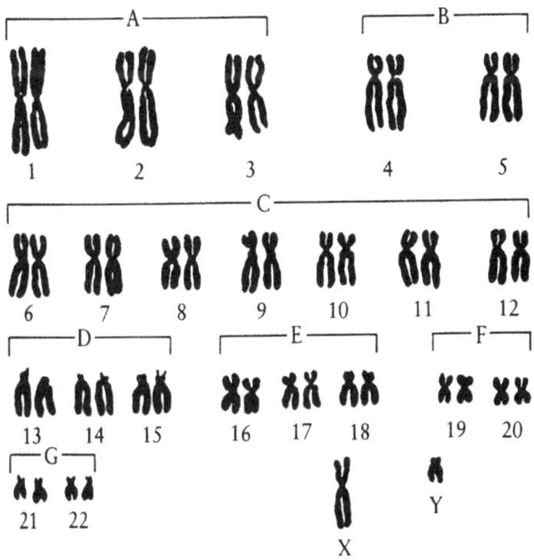

圖二：細胞核内的染色體，依照其大小排列。正常人體細胞有四十六條染色體，包括二十二對同源的(Homologous)常染色體(Autosomes)和一對性染色體(Sex Chromosomes)。每對染色體均由母體及父體各一條所組合而成。

在每一條染色體上都排列着數以百計細小的DNA分子單位，好像頸鍊上的珠子。根據統計，每個細胞大約擁有五萬個遺傳基因(Genes)，而每個基因都具備藍圖(Blue Print)，可以製造不同類型的蛋白素，承擔不同的任務。因此我們認爲遺傳基因是控制生命各種功能的樞紐。

有些基因日後會導致癌性的轉變，專家稱爲「早期癌基因」或「癌基因前體」(Proto－Oncogenes)。在正常狀態時，它肩負着細胞成長、分化和新陳代謝的重任。它能產生蛋白素維持細胞的生長，但在另一個階段，卻能製造另一類蛋白素，令細胞的繁殖失控，同時也可以影響鄰近的細胞改變性能。

大約在十年前，人類第一個被發現的癌基因是來自膀胱癌，隨着其他的癌基因也先後被科學家鑑別出來，計有肺癌、乳癌、腸癌、淋巴腫瘤和血癌。

癌基因真正的性能尚未明朗，專家們有不同的理論，其中一個論調，認爲癌症是一種倒行逆施的退化現象(Regression)。在胎兒時期，細胞的生長是非常迅速的，直至臨近出生時，步伐才緩慢下來。那種急速的性能從此收斂，但未消失。日後遇到致癌物的引發，那潛伏着的稚性，一發不可收拾，變成癌基因。

遺傳基因、引發因素和癌症的聯繫

專家們都相信癌症的形成，基本上是由於細胞裡的癌基因受到外來因素的引發，發揮其潛伏的本能。不錯，有些癌病的出現，好像癌基因是自發的或是不明來歷的。但是，大部分的癌腫瘤都有其明確的致癌因素。

▲基因突變

引發癌基因成立的途徑有幾種：導癌物或病毒進入了細胞核，和DNA連結起來，使敏感的基因突變(Mutation)。最好的例子，莫過於石棉纖維進入了呼吸系統，損毀肺部細胞的基因，造成肺癌。輻射導致癌症，是由於次原子的微粒(Subatomic Particles)，損毀了部分 DNA 的細絲，造成初步的災難。

導癌的病毒來到人體細胞的表面時，便脫去自己的「蛋白質外衣」(Protein Coats)，部分基因更走進了細胞和人體的基因結合起來，產生癌基因。目前專家們尚未知道，究竟病毒本身是否攜同癌基因，交給了人體的基因，還是病毒的基因，引發了人體的癌基因，才種下禍根。

其實人體裡的遺傳因子，祇要有輕微的變更或移動，便足以使細胞裡的運作失去協調。一個基因擁有數千個 DNA 單位，倘若其中一、二個單位有變動，便可以導致細胞的突變，產生一種異常的蛋白質，啓發細胞惡性的轉變。

▲基因移位

改變基因排列的次序也是造成細胞突變原因之一。假如一個癌基因前體被放置在一個新的位置，新的鄰居可能是一位引發者，協助癌基因前體發揮它的潛力，成爲真正威猛的癌基因。或者癌基因前體原本是被安排與一個壓抑者基因 (Natural Repressor Gene)爲鄰，現在突然被安置到另一個新地帶，失去了自然管束，那潛伏已久的惡性又可以重振雄風。

另外一種基因重排(Rearrangement of Gene)是可見於細胞染色體的折斷(Chromosome Breakages)。原來人類的染色體是很脆弱的，體上有多處弱點，一旦折斷，基因便要重新安排，容易產生癌基因。最好的鐵證可見於伯基特氏淋巴瘤，科學家已認識清楚破綻的地方和基因重新安排的次序。

普遍來說，一個正常的細胞是需要多過一個癌基因才可以促成爲癌性細胞。同樣地，一個癌基因是需要超過一種致癌物的刺激，才能發揮它的作用，開始癌性的里程。

▲癌症的始創者和鼓吹者

當致癌物和正常細胞結合在一起，產生基因突變，這便是癌症的起步。變質的細胞尚未能真正成爲癌症，還需要另一種致癌物加入陣綫，鼓吹它們大量繁衍，那就踏入癌症過程的第二步，第一種致癌物稱爲始創者(Initiator)，繼後的致癌物則稱爲鼓吹者

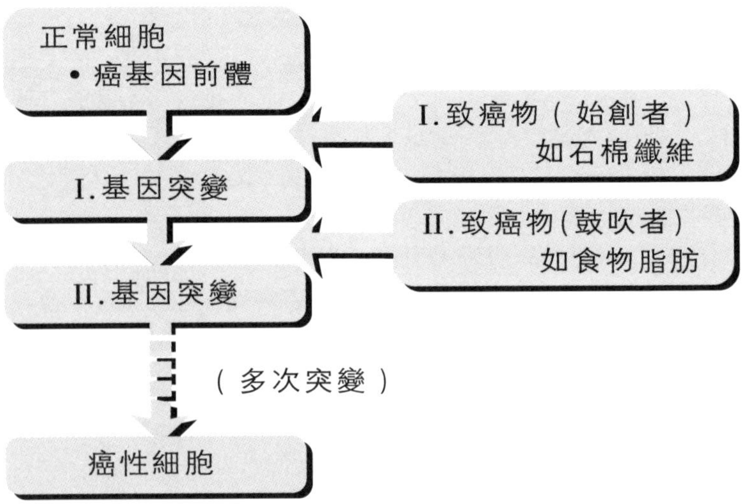

圖三：基因突變的進化

(Promoters)。通常癌症的形成是需要多過一種鼓吹者的衝擊，導致基因多次的突變，才能完成整個毒變的過程。

最常見的癌病始創者，便是醃肉和鹹魚裡的亞硝基胺(Nitrosamines)和石棉纖維。食物的脂肪卻是腸癌和乳癌的鼓吹者，而香煙是肺癌的始創者和鼓吹者。由此可見，癌的形成確是一種十分複雜的過程；同樣地，防癌的措施包括多層的控制和防衛，也是異常的繁雜。因此，當一種癌病成立時，它意味著人體裡的細胞是經過多次致癌物的蹂躪，而體內的防衛結構，也是飽嚐多次的挫折。（圖三）

▲遺傳的因素

雖然癌的形成基本上是和細胞的基因有關，但這並非表示所有癌病都是遺傳的。不錯，有些癌病確實有遺傳的傾向。這類患者，除了天生擁有一組特殊的基因外，還需要配合適當的環境，才會步向癌病的路程。婦女的乳癌是一個極佳的例子。假如某女子的母親或姊妹曾患有乳癌，她患乳癌的機會比其他婦女高出兩倍或三倍。幸好家族史並不能單獨地主宰婦女是否會患上乳癌，還有其他因素是需要考慮的。如家人患乳癌時，是否單邊或雙邊？是絕經前或後？更重要的是婦女本身的日常進食情況及心理的因素，都能影響她的遺傳危機。

另外一個癌症與遺傳有關連的例子便是家族性結腸息肉病(Familial Polyposis)。這種遺傳病隱藏着一個危機，息肉可變爲惡性，造成大腸癌。根據遺傳學的計算，父母長有這類多息肉病，他們一半的子女也有機會患上此病。依理推測，子女們患上腸癌的機會很高，但若能及早採取預防措施，後果自然較爲樂觀。

最後，讓我們看看吸煙和肺癌的情況又如何。根據近期一份研究報告顯示，非吸煙人士如家人曾患肺癌，他們患肺癌的機會，比沒有家族史的非吸煙人士高四倍。吸煙者不論是否有家族史，患肺癌機會頗高。沒有家族史的吸煙者和有家族史的吸煙者，比沒有家族史的非吸煙者患肺癌機會，分別高出五倍和十四倍之多。由這些數字的推算，衹要停止吸煙，有家族史的人士患肺癌的機會由十四倍下跌至四倍。

遺傳因素是與生俱來的，非我們所能控制，但生活方式卻是可以更改的，上述的統計數字證實，摒棄一些生活上的壞習慣，便可以挽回寶貴的性命。

註一：我們經常在報章和電視熒光幕見到 DNA 這三個英文字母，由於它的中英文醫學全名十分冗長，筆者爲了方便讀者閱讀，捨繁取簡，文內提及這種基因的核酸時，衹用 DNA 代替。

第三章

人體防衛系統的認識

Body's Defence Systems

許多人對威廉·哥利(William B. Coley)這個名字很陌生，但是在現代西方醫學上，他仍是一位表表者。科學家哥利是第一位發現人體裡的免疫系統，足以抗拒那頑强的癌病。當時他在紐約的紀念醫院(Memorial Hospital)裡不獨是一名外科醫生，也是一位出色的癌病研究者。

哥利曾發現有幾宗癌症，腫瘤在没有任何治療的情況下，無緣無故地自動縮小，繼而消失。最驚奇的是，他觀察到這些個案往往是和細菌感染同時發生。這觸發了他作出一次大膽的嘗試，刻意使一個不能接受手術的末期癌症患者感染到一類鏈球細菌(Streptococcal Bacteria)，產生寒噤、冒汗和高熱。事過境遷，那可怕的腫瘤漸漸縮小，最後竟然消失了。

這名患了末期腫瘤的病者，竟然因爲細菌感染引致一場大病，結果那毒瘤卻獲得痊癒，真是令人費解！從這個簡單的實驗，科學家祇能作出一個結論：細菌感染在人體内產生了一種自然的防衛反應，阻止及殲滅外來的侵犯者，同時也刺激了免疫系統抗拒那惡性的腫瘤。

從此科學家逐漸搜獲了許多個案，證明人體内的免疫系統是可以預防或制止癌性的細胞。

免疫系統的功能

免疫系統(Immune System)是人體内主要抗拒外來物(Foreign Substances)的防線。任何物體或物質在人體内任何一部位，祇要它並非是與生俱來的東西，都被視爲「外來者」。

免疫系統是抗拒細菌和病毒感染的主要防線，同時也是人體防癌的保護者，雖然癌性細胞是由體内細胞轉變而成，免疫系統卻視它爲「非我族類」者(Non – self)。有時候，免疫系統卻會和人體作對。試看腎臟移植的例子，醫生做移植手術，目的是挽救垂危的病者，但免疫系統不分青紅皂白，衹要是外來者，不論是好是壞，一律抗拒。更甚的是，免疫系統有時胡塗起來，分不清楚誰是外來者，誰是自己人，竟然錯殺無辜，造成一連串「自體免疫疾病」(Auto – Immune Disease)的根基。這包括我們熟識的狼瘡病(Lupus)、風濕性關節炎(Rheumatoid Arthritis)、硬皮病(Scleroderma)和重症肌無力(Myasthenia Gravis)。免疫系統對一些外來抗體原(Antigen)有時也會作出嚴重的反應，醫學上稱它爲「敏感」作用(Allergic Reaction)。「乾草熱」或「花粉熱」(Hayfever)便是人體對花草的抗體原作出的異常反應。

在生物系統中，除了神經系統外，免疫的運作可算是最複雜的一個部門。它包括有：(一)主要的腺體(Master Glands)，如胸腺(Thymus)；(二)分佈在體內各種不同器官的免疫細胞；(三)不同功能的「兵士」細胞(Soldier Cells)：有些激勵防癌的工作，有些警醒癌症的侵犯，有些方便防癌的運作，有些加速工作的效能，有些衹負責包圍外來物的任務，有些衹承擔「殺手」的職責，還有些竟然衹是做「清道夫」的工作。人體在防衛外來的侵略者時，免疫細胞除了肩負上述功能外，許多還會合成或分泌一些化學物質，作爲傳遞訊息、控制和協助防衛的工作。

近年來，免疫學已有長足的進展，新的概念和新的名詞與日俱增。免疫系統主要分爲三部分：

(甲)免疫系統的器官(Organs of the Immune System)

(乙)免疫系統的細胞(Cells of the Immune System)

(丙)免疫系統的分子(Molecules of the Immune System)

(甲)免疫系統的器官

(一)骨髓(Bone Marrow)——是產生免疫細胞的工廠，大部分來自長骨裡的骨髓，如股骨(Femur)、尺骨(Ulna)，但也有來自脊骨(Vertebrae)和胸骨(Sternum)。白血球和紅血球在人體裡的壽命不同，但是每天骨髓裡有不少舊細胞枯謝，也有不少新的細胞誕生，互相交替，保持各種功能的運作。這些快速生長的細胞對輻射和許多藥物都是很敏感的。因此，在治理癌症時，骨髓便成爲最容易的受害者。

(二)胸腺(Thymus Gland)——位於胸前心臟的上方，會隨着年齡的增長而逐漸萎縮。年幼時，不少細胞從骨髓誕生，但在胸腺成長，名爲「 T 」細胞(T Cells)，負責防衛病毒感染和癌性細胞的侵襲。

(三)脾(Spleen)——位於腹部左上方，充滿着紅、白細胞，其免疫功能仿如淋巴結，清洗血液裡外來的抗體原，也分擔免疫的運作。幸好，脾臟一旦需要被切掉時，人體裡的免疫功能仍可以繼續正常運作。

(四)淋巴結(Lymph Nodes)——狀如細小的白豆，分佈在人體各部位，又稱淋巴腺(Lymph Glands)。它的主要任務是抗拒細菌或病毒感染，排斥移植的器官和殲滅癌性細胞。不論遇到那一種敵人，淋巴結首先的反應便是腫脹起來，吞噬病菌或外來物，繼而消滅它們。有些癌性細胞從原發性腫瘤溜走到淋巴系統，往往喜歡寄居在附近的淋巴結，成爲轉移性癌。

(五)副器官(Accessory Organs)—闌尾 (俗稱盲腸) 和生長在腸裡的集合淋巴結(Peyer's Patches)都具備淋巴類的性質，但它們在免疫系統裡真正的功能尚未清楚。

(乙)免疫系統的細胞——白血球

(一)粒性白血球(Granular Leukocytes)—這包括

- 嗜伊紅白血球(Eosinophils)
- 嗜中性白血球(Neutrophils)
- 嗜鹼性白血球(Basophils)

嗜中性白血球，又名「多形核白血球」(PMNS:Polymorphonuclear Leukocytes)，是粒性白血球中最多而又最重要的一類。人體內某一部位遇到了損傷或感染時，它們立即趕到那裡協助清理死去的細胞和細菌。嗜鹼性白血球的任務是和敏感回應有關；嗜伊紅白血球卻和防衛寄生蟲的侵染有聯繫。

(二)淋巴球(Lymphocytes)—它們是免疫系統裡最複雜的份

子。B 型淋巴球(B – Cells)生產抗體(Antibodies)；T 型淋巴球(T – Cells)則專責攻擊和殲滅癌性細胞，也摧毀移植的細胞。

在細胞處理的免疫系統裡(Cell – Mediated Immunity)，T 型淋巴球可算是主力的成員。它們平日是隱藏在脾臟和淋巴結裡，一旦接收到有外來者侵犯的訊息，便立即出擊抗敵。T 型淋巴球可分爲三小組別：

• 協助者(Helper T – Cells)，主要任務是警醒、刺激和增强其他免疫細胞的運作。它們也協助同僚 B 型淋巴球的運作。

• 殺手者(Killer T – Cells)，又名「含有細胞毒素的 T 型淋巴球」(Cytotoxic T – Cells)，可黏附在外來侵略細菌或癌性細胞的抗體原，繼而殲滅它們。

• 抑制者(Suppressor T – Cells)，在免疫系統運作中，它們主要的工作便是保持體内的平衡，因爲自己具備著抑制或減低其他免疫細胞活動的功能。假使沒有抑制者的存在，整個免疫系統可能出現失控的情況，頓使敏感或自體免疫的回應氾濫成災。

奇妙得很，免疫系統也設有一個記憶庫，内裏的記憶細胞(Memory Cells)是來自 B 型淋巴球，記錄每一次接觸新的抗體原(Antigen)。當免疫系統再次遇到同一樣的抗體原時，便會大量產生抗體(Antibodies)，以作防衛的對抗。同樣地，T 型淋巴球也有特別細胞，增强同僚抗拒第二次或多次侵犯者的任務。由此我們可以知道免疫系統的記憶工作，不獨可以幫助抗拒屢次侵襲的病魔，也正好解釋接種疫苗的基本原理，更期望將來發明一種可以抗拒癌病的疫苗。

(三)巨噬細胞(Macrophages)—第三類免疫細胞便是擔任清道夫工作的掃除細胞(Scavenger Cells)，又稱爲「吞噬細胞」(Phagocytes)，專門吞食血液裡的細菌和一些廢物。巨噬細胞食量巨大，在免疫系統裡，它是清道夫，掃清免疫作用後的殘餘廢物。除此之外，它還肩負其他重要任務，包括免疫回應的連鎖活動，將外來的抗體原先過濾後才轉介到淋巴球。它也製造一些具刺激免疫功能的生物產品，如「腫瘤壞死素」(TNF: Tumour

Necrosis Factor)便具備抗癌的效能。

在這神奇的免疫系統裡，除了上述三大類的免疫細胞外，還有一群次要的份子，被謔稱爲「無力量的細胞」(Null Cells)，其中最受人注意的便是「自然殺手細胞」(NK Cells: Natural Killer Cells)。它擁有一種神秘怪異的功能，就算是一些從未接觸過的病毒或癌性細胞，都被它識別出來，繼而殲滅，無需倚賴免疫細胞的協助。

(丙)免疫系統的分子

這包括(一)抗體原(Antigens)
(二)抗體(Antibodies)
(三)補體(Complement)

(一)抗體原——它們被視爲免疫系統中的指紋。何解？原來每個細胞的表面都有特別的標誌作爲識別之用，這些由分子(Molecules)組成的標誌，便是抗體原。人的指紋各有不同，同樣地，人的細胞表面所具備的抗體原也有分別。它們要傳達的主要訊息，便是個人的特徵，我是我，你是你，同時讓免疫系統知道，誰是自己人，誰是外來者。

細菌、病毒和其他外來的生物組織都有特別的抗體原，一旦入侵人體內，便會立即被免疫系統查察出來。警鐘一響，意味着「非我族類」來侵犯，免疫系統的成員便聯合起來抗拒，這種緊急的反應，正好解釋器官移植所遭遇到排斥的現象。若要保存新移植的器官，受者便要接受一些藥物，抑制體內的免疫系統，盡量減少排斥異己的功能。

癌性細胞的表面也有獨特的抗體原，稱爲「腫瘤抗體原」(Tumour Antigens)。它們的存在便會觸發免疫系統的運作，產生抗體的誕生和T型細胞的出現，目的是抑制癌性細胞的擴展。倘若免疫系統的運作失常，癌性細胞便會在毫無對手的狀況下肆意滋生，造成腫瘤。有些人會質疑，既然癌性細胞是來自本身的細胞，它們的抗體原應該是「自己人」，免疫系統怎可以自相殘殺呢？專家的解釋是，當細胞由正常狀態轉變成毒性時，表面上的抗體原也隨着改變，稱爲「腫瘤特有」(Cancer Specific)或「腫瘤關連」(Cancer Associated)抗體原，旗幟鮮明，屬於異己，因此引起免疫系統的關注。

（二）抗體——它和抗體原正好是鑰匙和鎖一樣配合得天衣無縫。設想抗體原是一把鎖，它在人體內引發了免疫系統生產含有蛋白素的抗體（這份差事是由B型淋巴球擔任），便是特製的鑰匙，專用來開啓那外來的鎖。不同的抗體原便有不同的抗體；很可惜，目前我們還沒有找到一條「百合匙」呢！

B型淋巴球的表面是攜着抗體，在血液循環中一旦遇到某種抗體原，便立即增生和轉型，成爲「漿細胞」，專責生產合適的抗體，應付外來的抗體原。抗體不獨中和外來的細菌或其他組織，同時也喚醒免疫系統的成員，紛紛起來殺敵。

（三）補體——它是協助抗體完成任務的一種特別蛋白素。每當抗體黏附在細胞的抗體原時，便要借助補體的力量，才得以結束外來細胞的性命。

換句話說，若要殲滅外來的侵略者，免疫系統便要仰賴抗體原、抗體和補體的混合，才可以大告功成。

免疫系統監視的工作

癌病研究學者曾證實免疫系統是可以清除癌性細胞的。從電子顯微鏡下，他們看見T型淋巴球黏貼在癌性細胞上，繼而觀察到後者的細胞膜破裂，最後整個細胞消滅。這種摧毀過程便是醫學上稱爲「溶解化」(Lysis)。

有些科學家相信人體內長期存有癌性細胞，幸好免疫系統運作正常，不讓它們滋生。倘若這種理論是正確的話，當人到老年時，免疫能力衰退，癌性細胞便會乘機欺凌弱者，頓使老者多患癌病。同樣原理，當年輕人的免疫系統受過干擾後，也比常人更容易染上惡疾。最顯而易見的例子便是接受腎臟移植的病者，因爲受了抑制免疫藥物的影響而喪失抗拒的力量，他們比平常人患上一些癌病的機會竟高達四百倍之多，實屬驚人。

正常健康的人有時也會患上癌病，何解？專家們沒有一個完整的答案，卻知道有些癌性細胞是可以施展詭計瞞騙免疫系統的。有些將自己的抗體原遮蔽起來，逃過淋巴球的偵察；有些甚至冒充免疫系統的抑制者，阻延一切免疫的運作，便能逃出生天。話雖如此，當癌性腫瘤逐漸成長和擴散時，患者的免疫系統確是不健全，不是有缺憾，便是受到抑制，或是負荷過多。

目前時尚的抗癌生活方式(Anticancer Lifestyle)對整個免疫系統是有益的，值得我們去實行。抗癌的進食方法可增強免疫的功能，心理上的康寧可巧妙地增添免疫的能力，避免接觸導癌物不獨可減少患癌病的危機，也可以減輕免疫系統的負荷。

癌的形成是要經過不少過程才可以孕育出來的。若要抗拒癌病，我們一方面要及早撲滅毒性細胞，另一方面卻要加强防禦的工作，使免疫系統保持健全狀態，能快速及準確地偵察異己的外來侵略者，並能隨時隨地接受各種挑戰。

第四章

食物和癌的關係

Nutrition and Cancer

無可置疑，癌症目前仍是西方社會一個重要的健康問題。概括來說，每三、四個人裡便有一人是患上癌病，而在七十四歲前，每六至八人當中，便有一人死於癌症。癌的病發率和死亡率，不獨隨著年齡的增長而不同，就是地區性的人口和族裔也有分別。這正好反映著癌病與環境因素有密切的關係，正如我們日常進食的東西、酒精、煙草、藥物和職業上接觸的化合物，都可能是導癌物。然而，我們也要知道，這些導癌物是可以避免的，換句話說，有些癌症是可以預防的。

根據研究人員的估計，大約有八成的癌病是可以避免的，死於癌症的人當中，有百分之三十五是和環境因素有關。食物和普通常見的腫瘤，都有著密切的關係。試看圖表一，便一目瞭然。

在一九八零年，營養學有一重要的突破。美國國家癌症協會(NCI: The National Cancer Institute In USA)受到生物化學家、營養學家和癌症專家的催促，委任國家研究議會(National Research Council)，專責研究食物導致癌病的重要性。議會便從營養學和癌症學研究人員中挑選了一批精英，成立「食物、營養和癌症委員

圖表一：食物導致癌病的危機

癌病的類別	食物導癌的危機
大腸、胃	90 %
子宮、膽囊、胰腺、乳癌	50 %
肺、膀胱、子宮頸、口腔、食道	20 %
其他癌病	10 %
所有癌病合計	大約 35 %

〔註：以上資料來自 Doll, R and Peto R, The Causes of Cancer: Quantitative Estimates of Available Risks of Cancer in the U.S. Today, J. National Cancer Institute, 66, 1191 – 1308, (1981)〕

會」(Committee on Diet,Nutrition and Cancer)進行這個任務。今天，科學家對食物可導致癌病這個概念是無可置疑的，而對這方面的知識更是與日俱增。

因此我們在進食時，要謹慎地分辨那種食物是有害的，便應盡量避免；那種是有益的，應設法吸取。一般專家主要贊成人們進食低脂肪和高纖維的食物，作爲防癌的基礎，如果能夠切實執行這種進食方法，專家預測單在美國每年便可以挽回三萬至十五萬人的寶貴性命。若以個別腫瘤而言，大腸癌可減少一半，乳癌減少四分一，而前列腺癌、子宮癌和膽囊癌便會降低百分之十五。至於胃癌、食道癌、胰腺癌、卵巢癌、肝癌、膀胱癌和肺癌的影響，則難以估計。

食物研究的困難

調查個人每天進食的東西實非易事，也不是最理想的研究方法。在收集資料時，不論是憑日記方式的紀錄，或是祇憑記憶追溯，對研究某些食物進食的多寡和頻度，顯然面對不少困難。

癌症研究者對這種食物調查方法也大表關注。試想接受調查者往往要追憶十至二十年來的飲食習慣，其準確程度實在令人懷疑。但專家認爲長期的飲食習慣，可能是導致人類「患上」或「避免」某一類癌病的原因。除了記憶問題外，其他因素也在考慮之列。例如在調查的一段時期，接受調查者是否正在進行節食減肥呢？他們的體重是否有升降呢？他們是否患有疾病，以致影響飲食習慣呢？這一類未能確定的問題，往往令研究者擔憂。因此，每當策劃一個研究時，主持人便要選擇一種較爲實際可行的方法；在總結時，也要作出謹慎和中肯的研究結果。

目前大部分的調查都是以某一種癌症爲研究對象。舉例來說，專家會策劃一個食物和乳癌的關係的調查，但不會盲目地去進行一個太廣泛的查詢，如食物和所有癌症的聯繫。因此，每當專家談到某種食物會促成或抑制某一種癌症時，他們所指的是特別的二者聯繫，並不能由此而推及到所有癌症。還有一點要注意的便是「聯繫」(Association)這個詞語，這並非指二者有「因果」的關係。因此，當我們聽到專家說：「高脂肪的食物和乳癌的聯繫日漸明朗。」切勿就此自己下個判斷，認爲高脂肪食物會導致乳癌。

食物裡的特別因素和患癌的危機

▲食物的脂肪

在許多科學研究中，現已積聚了豐富的證據，顯示食物的脂肪和一些癌病的聯繫。最常見的例子便是乳癌、腸癌、前列腺癌、睾丸癌、子宮癌和卵巢癌。

實驗室裡的動物研究也證明食物脂肪和癌病有密切關係，動物進食高脂肪食物，患乳癌的機會不獨上升，同時兩邊乳房患上

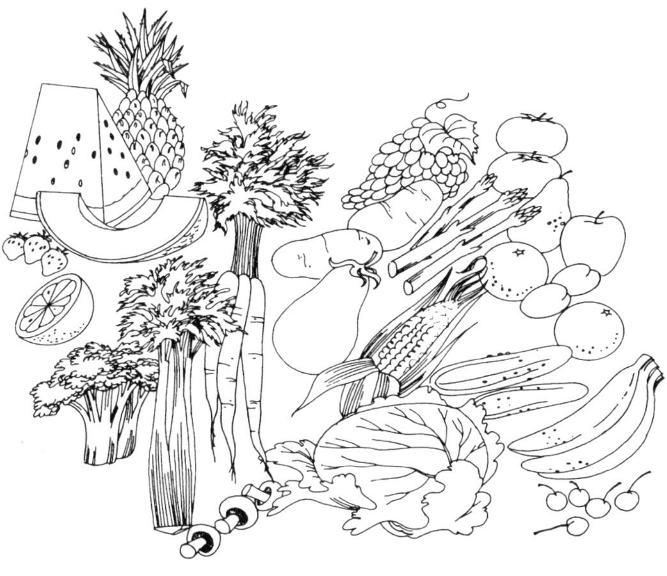

生果和蔬菜含豐富的丙種維生素，多吃可減少患食道癌和胃癌的機會。

惡性腫瘤的個案也偏多。

近期對移民的調查顯示，隨著食物裡的脂肪增加，女性患乳癌的機會也升高。試看居住在中國和日本的本土人患乳癌偏低，但同族裔的女性一旦移居美加後，患乳癌的個案顯著增加。同樣地，亞裔人士來到北美定居後，患腸癌和前列腺癌的機會也相繼上升。在西方國家裡，腸癌繼肺癌之後，奪取了不知多少男女的性命，皆因他們的食物含有高脂肪和低纖維的緣故，造成這所謂「西方工業化」的惡果。

由於食物裡的脂肪偏高，膽汁酸(Bile Acid)的分泌也相繼增加。實驗室裡的動物在這高膽汁酸情況下，一旦遇到導癌物的挑釁，便容易患上大腸癌。

目前有關進食的知識和諮詢，都贊成低脂肪的食物是減少患癌病機會最佳的政策。美國國家癌症協會主張每天進食的總熱量中，不要超過三成是來自食物的脂肪。若要達到這個目標，我們便要少吃高脂肪的肉類、全脂奶、全脂的奶類產品和含有高脂肪的其他食品。

▲纖維

高脂肪的食物可以促進癌病的誕生，足夠的食物纖維卻有防癌的作用。甚麼是食物纖維呢？它是來自植物細胞的一種結構，在人體內不能被小腸裡的消化酶(Digestive Enzymes)所分化或吸收。食物纖維大致可分爲兩大類：(一)能在水裡溶解的纖維，多見於菜蔬、生果、豆和燕麥；(二)不能在水裡溶解的纖維，如麥糠、全麥產品、果皮和一些菜蔬，都含有大量此類的纖維。

在大腸裡，不能溶解的纖維攜帶著大量的水份，頓使糞便的體積和重量大增，同時也沖淡膽汁酸和一些可協助導癌的物質。該類纖維也和腸內的細菌發生相互作用，產生一種輕瀉劑，使糞便在大腸停留的時間縮短，減少導癌物和大腸黏膜接觸的機會。而能溶解的纖維卻在大腸裡緊緊黏結著膽汁酸和次膽汁酸(Faecal Bile Acids and Secondary Bile Acids)。

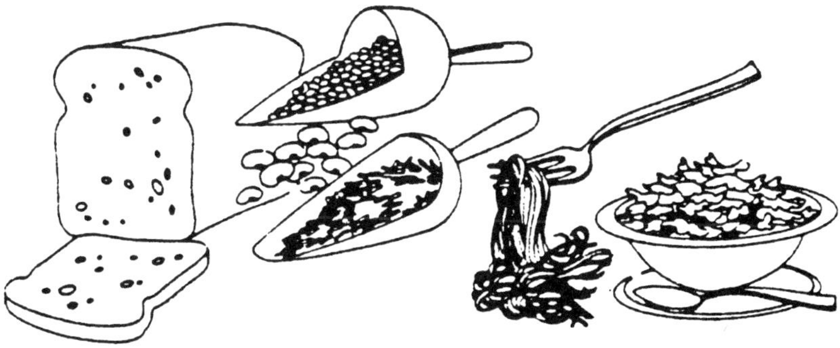

多吃高纖維的食物有防癌的功用。

美國癌病學會和美國國家癌症協會都主張人們多吃高纖維的食物，最好每天能進食二十至三十克食物纖維，因爲一般典型的西餐衹含大約十一克的纖維。

▲甲類維生素和乙型胡蘿蔔素
(Vitamin A and Beta Carotene)

近期許多研究結果顯示，甲類維生素有預防癌病的作用。乙型胡蘿蔔素是甲類維生素的前質(Precursor of Vitamin A)，多見於植物類的食物。專家發覺人們多進食含有乙型胡蘿蔔素的食物，患上癌病的機會也減少。乙型胡蘿蔔素進入人體後，經過酵素作用，轉變成甲類維生素。我們日常進食的動物產品，如牛奶、牛油和肝臟，都含有豐富的甲類維生素。

調查證實進食含有大量乙型胡蘿蔔素的食品，可減少患上肺癌的機會。每天服食足夠的甲類維生素，也有助於預防膀胱癌、大腸癌、直腸癌、食道癌、喉癌、胃癌和前列腺癌。

青綠色的菜蔬，或是橙黃色的植物，如菠菜、芽甘藍、百加利、甘薯、南瓜、胡蘿蔔和葫蘆等，連同一些含有豐富胡蘿蔔素的果實，如甜瓜、桃和杏等，都是理想的食物。但是經常服食大量的甲類維生素丸作爲補充之用是不智之舉，因爲它可導致中毒。

▲丙種維生素(Vitamin C)

多進食含有豐富丙種維生素的生果和菜蔬，可以減少患食道癌和胃癌的機會。至於它們對喉癌的影響，也好像有點幫助。「亞硝基胺」(Nitrosamines)是一種導癌物，而丙種維生素本身能抑制該種導癌物的產生，因此有防癌作用。當植物裡的硝酸鹽(Nitrates)和亞硝酸鹽(Nitrites)用作防腐劑時，放置在製成的肉食或其他食品裡，便會和基胺(Amines)及醯胺(Amides)產生化學作用，造成「亞硝基胺」。這些作用可發生在人們的口腔或胃裡，烹煮加有防腐劑的肉類亦會產生同樣效果。

許多青綠的菜蔬都含有豐富的丙種維生素和乙型胡蘿蔔素及纖維，確是防癌佳品。含有大量丙種維生素的生果，包括西柚、檸檬、宜母子(俗稱青檸檬)、橙、紅橘和草莓(俗稱士多啤梨)。

▲十字花科的菜蔬(Cruciferous Vegetables)

這類菜蔬包括包心菜（或稱洋白菜）、百加利、芽甘藍、椰菜花和蕪菁。在大腸癌的研究和實驗室裡，通過動物試驗，證明上述菜蔬具有防癌的作用。許多十字花科的菜蔬都含有豐富的乙型胡蘿蔔素和纖維，正好解釋其防癌的功效。

實驗室裡的鼠類動物研究，發現那些進食十字花科菜蔬的老鼠，一旦接觸導癌的化學物質，比沒有進食椰菜花等菜蔬的同類動物，較少患上胃癌。據專家解釋，十字花科的菜蔬含有天然的化學物質，刺激人體的防疫系統，中和或排泄體內的導癌物。因此，每週應進食多次該類菜蔬，以減少患癌的危機。

▲食物的製作方法

用木或木炭生火來燒烤的肉食，往往由於肉裡的脂肪滴落火堆裡，產生含有多環的芳香族烴(PAH: Polycyclic Aromatic Hydrocarbons)的煙，燻黑了肉的外層。安息香比林(Benzopyrene)是芳香族烴裡的一個成員，也是導癌物中的佼佼者。它的毒性仿如香煙所冒出來的焦油(Tar)。一塊普通燒烤的肉排所含的芳香族烴，相等於六百支香煙所冒出來的毒素，實屬驚人！

火腿、煙肉、燻魚和火雞都在煙燻的過程裡吸取了多環的芳香族烴。它們也可能含有亞硝酸鹽，在較後轉變成有害的「亞硝基胺」。更可怕的是，在高溫烹煮時，食物裡的蛋白質可能產生「熱解」(Pyrolysis，亦稱高溫分解)的作用。因此在煎炸、平烤或燒烤肉食、家禽和魚時，高溫引致肉裡的蛋白素「熱解」，造成細胞裡的遺傳基因突變(Mutation of DNA)。這種情況證實發生在實驗室裡的動物，但未見諸於人體上。

專家們憑著實驗室裡的研究結果，慎重地奉勸我們不要多吃煙燻或燒烤的食物。在烹飪時，若要減少食物含有安息香比林和其他能轉變遺傳基因的導癌物，應將烤炸的溫度減至華氏三百度以下；或在木炭上燒烤時，用錫紙包裹食物，避免有毒的煙霧接觸肉食的外層。其實煮的方法還有烘、蒸、燉、烤炙和微波爐的多種技巧，都是值得我們採用的。

▲酒精(Alcohol)

酒精和口腔癌、喉癌、食道癌、胃癌及直腸癌都有聯繫。就以一個研究報告來說，一個每天平均進飲三罐半啤酒的人和一個不飲酒的人比較，前者患直腸癌的機會比後者高出三倍。婦女每天適量地進飲酒精，她們患上乳癌的機會也頗高。這些訊息警告酗酒者，特別是那些煙酒同好者，要小心癌病的惡魔隨時隨地會降臨自己的身上。酗酒者往往疏忽自己飲食的營養，所以身體健康比較常人為差，免疫功能也稍遜，患癌機會便相繼增加。

從上述的資料顯示，食物和進食的方式確能導致人類患上某種癌病的危機。據專家估計，假若我們能夠及早改變飲食習慣，大約有三分之一的腫瘤是可以避免的。

第五章

吸煙會導致癌症嗎？

Smoking and Cancer

長久以來，一般人都知道吸煙會帶來患癌的最大危機，但不少人仍然繼續吸煙。就以加國來說，大部分的煙草都是用來製造香煙，而目前三分之一的癌症死亡者歸咎於吸煙。加拿大每年便有一萬七千多人死於肺癌，大多數和煙草有關。若要明白這個問題的嚴重性，我們可以用這個假設作比擬。每星期都有一部滿載乘客的珍寶飛機遇難，一年內所喪生的人數恰好和死於肺癌的人數相近。假若一間航空公司每年發生了三次空難，必定會引起公憤，質詢事情的真相。煙草的問題，何時才會受到正視呢？

吸煙者所吸何物？

煙草被燃燒後造成的煙霧，含有千多種化學物體，讓吸煙者和吸二手煙者共同吸取。從雪茄和煙斗冒出來的煙，大致上和香煙相同，祇有些微的分別。由煙草冒出來的化學混合物中，有三大類的成份是值得我們細心研究。

（一）尼古丁(Nicotine)

香煙含有尼古丁，它是一種有毒而又可以令人上癮的化學物體，一旦被吸入人體內，它可以使腎上腺素分泌增加，造成心率加速和血壓上升，有時還可以引起一些難以預測的生理反應。每支香煙所冒出的尼古丁雖然不多，但集腋成裘，總量便會影響個人的健康。吸煙者從煙草裡吸取尼古丁的份量，便要視乎他們吸煙的多寡和吸煙的方法。

（二）焦油(Tar)

有機化學混合物(Organic Compounds)燃燒後產生焦油。它含有千多種化學物質，主要的便是多環性的芳香族烴(PAH: Polycyclic Aromatic Hydrocarbons)，可使細胞裡的遺傳基因突變，造成腫瘤的誕生。因此，焦油是公認爲香煙的主要導癌物。

（三）一氧化碳(Carbon Monoxide)

香煙冒出來的氣體含有不少一氧化碳，被吸入體內後，會緊密地黏附在紅血球上。紅血球主要的功用便是攜帶氧氣到體內各主要器官，回程時還帶走廢氣(二氧化碳)到肺部去排出體外。由於一氧化碳比氧氣更容易溶入紅血球，前者便以喧賓奪主的姿態，霸佔了地盤。血液裡的氧份因而減少，傷害主要器官，如腦、心和胎盤。

香煙除了製造一氧化碳外，還產生不少其他有害的副產品，如甲醛(Formaldehyde)、氨(Ammonia)、木焦油(Creosote)、石炭酸(Phenols)、炭疽菌素(Anthracene)、芘青酸(Pyrene Hydrocyanic Acid)、砒霜(Arsenic)和鉛(Lead)。

吸煙者的命運多舛

吸煙的人每次吸啜煙草時，大多數深深地吸入了煙草燃燒後所產生的氣體，直達氣管裡所有渠道。正常人的氣管內腔具備一層有幼毛的黏膜，主要目的是將肺內的污物掃除出體外。吸煙者每次吸啜香煙時，便將那烏黑油膩的焦油，連同整群的導癌物，一起吸入氣管的支部，毫不客氣地黏貼在管道的黏膜上，摧毀幼毛的功能。焦油和它的黨伴長期的干擾，不單令肺部烏黑，同時也刺激了氣管黏膜上的細胞，先造成細胞結構變型，繼而增生，最後是腫瘤的誕生，這便是我們所認識的肺癌。腫瘤長大後，便會沿着血液和淋巴系統擴散，帶來日後的轉移性癌(Metastatic Tumours)。到了這個地步，目前的醫療方法都沒有挽回生命的把握。這悲慘的收場正是我們常見長期吸煙者所遭遇的命運，實屬可惜！

煙草帶來的各種癌病

肺癌是癌病第一殺手，加拿大每年便有一萬七千人死於這種疾病，佔癌症死亡率的四分一，而八成的肺癌是由吸煙造成的。

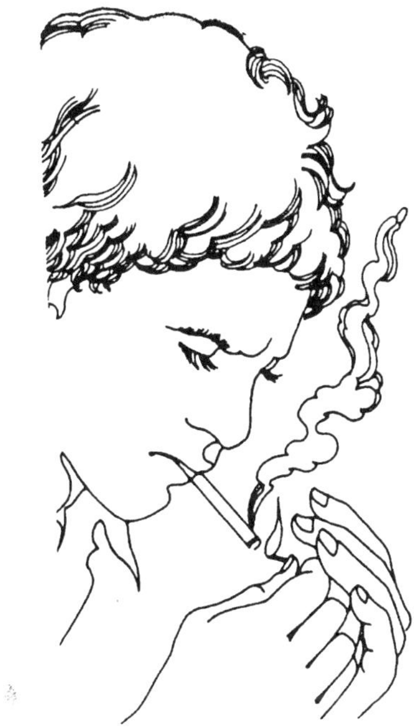

吸煙年期愈長，患肺癌的機會便愈高。

在所有頑疾當中，肺癌可算是一種難以治療的腫瘤。它早期的跡象難以察覺；當症狀顯現時，則爲時晚矣，祇有百分之十三的患者在被診治後能活多過五年。患肺癌的危機是和吸煙的多寡成正比例。若果吸煙者同時也接觸到石棉(Asbestos)、鈾(Uranium)、鎳(Nickel)、煤(Coal)、鉻(Chromium)、黑鉛(Graphite)和其他工業導癌物，患肺癌的機會倍增。

愈年青開始吸煙，或是吸煙年期愈長，患肺癌的機會便愈高。若和非吸煙人士作一比較，專家估計每天吸香煙超過一包歷十五至二十年之久的人士，他們患肺癌的機會比常人高出三倍；若每天吸食多過兩包者，其危機遞升至十五至二十五倍。

不吸煙當然是最爲上算，但吸雪茄和煙斗的人士患肺癌的機會又比吸香煙者爲低，究其原因，吸雪茄和煙斗時，享用者不會吸得太深，同時吸的次數也比較稀疏。

非吸煙者長期接觸香煙噴出來的煙霧，患肺癌的機會增加三成。在加拿大，每年便有五百人枉死於「二手煙」的荼毒。

無可否認，近期婦女患上肺癌的個案已達到流行的地步。專家在五十年代初期，便準確地預測在九十年代的中期，婦女患肺癌的普遍性會超越乳癌。

吸煙不單增加患肺癌的危機，也會使其他身體的部位患上癌病，如唇、口腔、喉、食道、膀胱、胰和腎。有些專家認爲吸煙也和胃癌及子宮頸癌有關連。百分之七十五的口腔癌是和煙酒有密切連繫，而這一類癌病往往和無煙的煙草(Smokeless Tobacco)息息相關，皆因煙草裡含有一種極霸道的導癌物，名叫「亞硝基胺」(Nitrosamines)。

由於煙草裡含有許多化學物質，有些是隨着煙霧而瀰漫於空間，有些卻被吸入人體内，沿着血液循環，來到腎臟，隨着小便排泄到體外，煙草的副產品因此有機可乘，藉着尿液貯藏在膀胱時，便可刺激膀胱内的黏膜，導致腫瘤的誕生。大約三成的膀胱癌是和吸煙有關連的。一旦停止吸煙，口腔癌和膀胱癌的病發率也相繼減少。

吸煙對社會的衝激

吸煙者不單令自己容易患上肺癌和其他的癌病，也可以連累到共同生活的非吸煙者遭遇同樣的命運。除了癌病外，吸煙可使心臟病患者病情惡化，或甚至死亡；也可以造成不育或引致嬰兒肺炎、哮喘和其他呼吸系統的感染。孕婦吸煙，可導致死產(Still Births)、早產或體重過輕的嬰兒，及其他嬰兒夭折的情況。

估計一九九六年，吸煙使加國損失超過九十億元。這龐大損失的計算方法，是包括支付醫治煙草引致的疾病的經費、病者損失工作能力，還有部分早逝而又能幹的死者，都是社會的負數。

目前我們最艱鉅的挑戰，便是如何協助吸煙者戒煙，同時也要設法保障非吸煙者的健康，免受那無情的香煙襲擊。限制吸煙的計畫是可以實行的，祇要不是以吸煙者爲攻擊目標，而是尋求創造一個無煙的環境，以供那大多數非吸煙的人士享用。

八成的戒煙者自覺性放棄吸煙的習慣，其他二成則有賴於家庭醫生的忠告和參與戒煙的計畫。在未來的歲月，我們期望更多人放棄吸煙；餘下的吸煙者，由於煙癮太深，當然需要特別的照顧。從戒癖的觀點來說，教育無可置疑是第一防綫的主要途徑，但往往不能產生顯著的成效。我們還需要有健全的輔導制度鼓勵煙癖者參與行爲改造的治療，包括透過一些自助團體或由戒除煙癖者以身作則來作示範及協助解困。戒癖非常困難，尼古丁所造成的癮癖是根深蒂固的，非一朝一夕的治療能夠使吸煙者擺脫不良的嗜好。

就個人觀點來說，我們每當遇到家人、同事、朋友、親屬，甚或陌生人在自己住所或工作地方吸煙，不要害怕提出抗議，因爲每個人都有權利爭取不要成爲別人嗜好的犧牲者。倘若閣下仍然是一名吸煙者，我們鼓勵你早日放棄吸煙，參加限制吸煙的行列。當然，事在人爲，一旦戒絕香煙，便要慶幸自己完成了一件美好的工作。

第六章

酗酒成癌？

Alcohol and Cancer

近年來，人們的注意力都集中在食物和吸煙對健康的影響，卻忽略了過量飲酒也可以增加多種癌病的危機，尤以那些煙酒同好的人士爲甚。

嚴格來說，醫學研究者曾證實酒精不會直接導致癌病的產生。實驗室裡的動物，單獨接受乙醇(Ethanol;Ethyl Alcohol)，也不會引發腫瘤的誕生。但是，一旦遇到其他導癌物，酒精即可被視爲一種「導癌物的同謀」，或是一種「導癌物的促進劑和增强者」。還有一點要注意的，就是酒精可以抑制免疫系統的運作，間接容許毒性細胞活動起來。

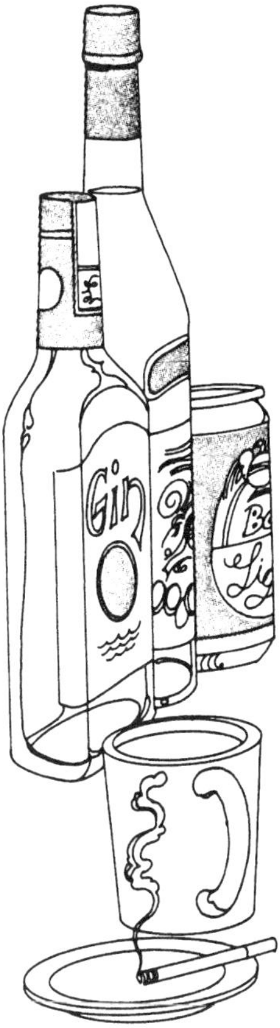

煙酒同好的人士，患癌的危機比常人高達五十倍之多。

酒精和癌病的聯繫，最顯而易見的例子，便是口腔癌、喉癌、咽喉癌、食道癌和肝癌。近期的醫學報告也提及酒精和乳癌的關係，但是以上種種的癌病患者，往往都是同時嗜好煙和酒。據專家估計，一個酗酒者和一個非飲酒者比較，前者患癌病的機會比後者高出兩倍至三倍。

適量的飲酒無傷大雅，或許還會帶來輕鬆的心情和强健的身心。假如個人保持均衡的飲食，每天「二飲」(Two Drinks)是無妨的，不會增加癌病危機。(按：「一飲」

是指十二安士的啤酒、五至六安士的甜酒、或一安士半的烈酒。)可是每日三至四飲的嗜酒者，他們患癌的危機便稍高；若升至每日六飲以上，危機便直線急升。換句話說，酒精的份量，而不是飲料的類型，會直接影響危機的程度。

在一份一九八一年調查報告裡，研究者發現啤酒和甜酒比烈酒更容易導致口腔癌。但是另一份一九八零年的研究報告，卻聲稱威士忌更容易引起喉癌。遠在一九七八年，美國首都華盛頓（即哥倫比亞特區）的黑人人口調查，發覺該區的黑人比其他地區同族裔的人士更多患上食道癌。究其原因，這是和大量進飲酒精有關連。

至於和酒精或許有點聯繫的其他腫瘤，包括有甲狀腺癌、胃癌、腸癌和胰腺癌。

酒精和個別腫瘤的聯繫

（一）口腔癌、喉癌和咽喉癌

這三種癌病和酒精的聯繫是非常密切的，患者大多數都喜愛吸煙。專家告訴我們，一名每天祇進飲一安士半烈酒的人，如每天吸四十支或以上的香煙，他患癌的危機增加十五倍。如煙酒同好的嗜者，加上自己本身營養不良，患癌的危機則高達五十倍之多。

（二）食道癌

同樣地，煙酒同好的嗜者也較常人更容易患上食道癌。雖然煙草的類型和酒精的含量所造成的影響有些微的分別，但總體來說，大量飲酒者和非飲者比較，飲者患癌的危機高出二十五倍。

（三）肝癌

長期大量吸收酒精，不單會導致肝硬化(Cirrhosis of Liver)，也可使飲者營養不良(Malnutrition)。二者的存在正是醞釀肝癌的先聲。

（四）乳癌

哈佛大學裡的公共衛生科，曾公開一份研究報告，在調查一群九萬名年齡介乎三十四歲至五十九歲的婦女，發覺酒精和乳癌病發率是成正比例，尤以年輕婦女爲甚。

每星期零至二飲　　乳癌危機和非飲者一樣
每星期三至九飲　　乳癌危機上升三成
每星期超過九飲　　乳癌危機上升六成

（五）甲狀腺癌、胃癌、腸癌和胰腺癌

這幾類癌病和酒精的關係並不明朗，有待更進一步的查究。

酒精如何導致癌病

酒精並非是一種直接引起癌病的毒素，而是促進腫瘤誕生的化學物質。煙草是一種直接的導癌物，而酒精卻協助煙草增强導癌的性能。

許多導癌物不容易穿過細胞膜(Cell Membrane)，傷害細胞核內的遺傳基因。酒精作爲一種溶劑(Solvent)，則可以協助這類導癌物穿過細胞膜的一關。因此，當煙酒同時到達口腔的黏膜時，兩者便朋比爲奸，衝過黏膜細胞的第一防綫，種下了禍根。

過量進飲酒精是會損毀肝臟的解毒功能(Detoxifying Power)，以致體內的導癌物難以消除，而逐漸積聚起來。有些酒精本身含有雜質（偶然的或刻意的加入），如多環的芳香族煙(PAH: Polycyclic Aromatic Hydrocarbons)、亞硝基胺(Nitrosamines)、氨脲(Urethane)、或石棉纖維(Asbestos Fibres)，都是導癌的物質。這些因素正好解釋酒精和癌病的部分聯繫。

酗酒者患上頭部和頸部的腫瘤稍多，原因之一是他們大多數都是嗜煙者，另一方面卻是因爲酒精可以抑制免疫系統的運作，癌性細胞便蠢蠢欲動，一旦時機成熟，便不可收拾。

基本的預防措施

我們既然知道酒精和癌病的聯繫，便應適當地控制過量進飲酒精，最好每天不要超過「一飲」至「二飲」的限度。吸煙者應額外注意煙酒合併起來所造成的惡果，從速更改自己的生活方式，盡量戒絕或減少接觸香煙和酒精。

醫學界人士證實酒精可使孕婦生育不健全的嬰兒，這便是所謂「胎兒酒精綜合徵狀」(Fetal Alcohol Syndrome)。因此，孕婦們一旦知道自己懷孕，便要戒絕進飲酒精，避免胎兒出現生理上的缺陷和精神不健全。

酒精是癌病的促進者(Cancer Promoter)，配合患者營養不良，便如虎添翼地增强導癌物的性能，催促腫瘤成長。若要瓦解這連鎖的進程，嗜酒者應保持均衡的飲食習慣，確保營養充足，還需刻意補充幾種維生素——甲、丙和乙類混合劑(Vitamins A, C and B - Complex)。甲類和丙類維生素可以抵抗由酒精在肝臟裡製造的「自由基」(Free Radicals)，減少或避免一連串的惡果。

近年來，科學研究顯示甲類和丙類維生素是有助於預防一些和酒精有關的癌病，如生長在喉、食道和胃的腫瘤。酗酒者往往缺乏維生素 B1 、 B6 和葉酸(Folic Acid)，而最後兩種維生素，卻和免疫系統的運作息息相關，這正好解釋酗酒者容易患癌的部分原因。

第七章

輻射和癌的關係

Radiation and Cancer

衆所周知，輻射對人類的影響可算是好壞參半。好的方面，便是它能協助診治癌病；壞的方面，它卻是一種致命的導癌物。

甚麼是輻射(Radiation)？

輻射是一種能夠穿過空間的能量(Energy)。物理學家指出輻射能(Radiant Energy)亦稱放射能，可分爲波(Waves)和粒子(Particles)形式。

(一)電磁輻射波(Electromagnetic Waves)，按波長遞增的順序，包括 γ 射線(Gamma Rays)、X 射線(X – Rays)、紫外線(Ultraviolet Waves or The UV Light)、可見光(Visible Light)、紅外線(Infrared Rays or Radiant Heat)及微波(Microwaves)等。

(二)以粒子形式發出能量，包括甲型粒子(Alpha Particles)、乙型粒子(Beta Particles，Electrons)、質子(Protons)、中子(Neutrons)、介子(pi mesons)和其他新發現的「夸克」及「反夸克」(Quarks and Antiquarks)。

輻射不論是以波狀或粒子狀形式透過空間，同樣是十分細小，肉眼簡直没法看得見的。人體是由億億萬萬個細胞組成，而每個細胞也含有多個原子(Atoms)，所以一旦和輻射能接觸，難免產生碰撞的局面，造成各種生物化學的轉變，醫學稱爲「細胞突變」(Mutation of Cells)，亦即是癌病形成的開端。

輻射對細胞的影響

細胞核裡的脫氧核糖核酸，簡稱 DNA，對輻射的影響是最敏感的。DNA 是染色體(Chromosome)裡遺傳基因(Gene)的重要份子，一旦受到外間的干擾，便會產生細胞突變，種下癌病的禍根。輻射能可以直接損毀 DNA，使它的構造分裂或瓦解；也可以間接透過一連串的化學作用，使 DNA 產生變更。

輻射能造成細胞癌性的轉變，是和游離作用(Ionization)有關連，如 X 射線和 γ 射線便是最好的例子。但是紫外線的輻射，卻沒有產生游子化的現象(Non – Ionization Radiation)。根據研究顯示，科學家們尚未能肯定低程度輻射，如家用的微波爐，是否會導致癌病的產生。

正常健康的細胞含有一些特別的酵素(Specialized Enzymes)，可以維修損壞了的 DNA 。癌性細胞卻欠缺這種搶修的功能，這正好解釋爲何輻射也可以用來醫治癌病。換句話說，輻射對癌性細胞的殺傷力，遠勝過它對正常細胞的影響。

一般而言，輻射可能導致體內任何細胞組織產生癌病，但敏感程度卻各有不同。總括來說，細胞組織的分裂增生率愈速，輻射能的威力愈猛；分裂愈緩慢，損毀力愈軟弱。

X 射線所造成的生物影響 (Biological Effects of X – Rays)

近三十年來，不少有識之士懷疑 X 射線對人體檢查所造成的負面影響。根據一些專家估計，加拿大每年大約有四百人的死亡是和 X 光檢查有關。我們目前唯一安慰便是隨著科技的進展， X 光檢查的輻射量也相繼減低。放射學專家和科技人員都强調減少暴露的範圍，例如安裝避免輻射的鉛製隔離障物，嚴格規定配戴有阻隔輻射的圍裙，以保護病者和工作人員重要的部位。

回顧歷史的教訓，二十世紀的初期，由於專業人士對 X 射線的認識有限，濫用它來醫治一些輕微的皮膚疾病，種下了不少惡果。四十年代中期，醫學人士開始報道過量 X 射線的接觸，會帶來不良的效果。其中一個研究是調查一組婦女，她們因患上肺結核病，接受長期的藥療。醫生利用愛克司光透視(X - Ray Fluoroscopy)，定期爲病者檢查，以確知她們的進度。當時設備欠佳，每次接觸的輻射能高達一百五十拉德(Rads)。病者的肺病雖然漸有起色，但她們患上乳癌的機會卻比常人爲高，可算是得不償失呢！另一個研究顯示，在同僚當中，放射學醫生死於血癌的個案最多。

五十年前，不少兒童因爲患了一些頭部和頸部的毛病，曾接受 X 射線治療。初期的效果使人振奮和稱讚，可惜後患無窮。一些兒童因爲胸腺肥大(Enlarged Thymus Glands)而接受 X 射線治療，不少兒童日後被發現患上甲狀腺癌和血癌的機會，比其他正常孩子高出幾倍。

雖然近年來 X 射線的科技有良好的進展，但是使用這種檢查的需求卻有增無減。根據使用的原因而分析，有些是欠缺充分的理由，衹作例行公事；有些怕鬧上官非，衹求保障自己日後免被人指爲疏忽；更有些病者在短期內重覆同樣的檢查，皆因索取舊 X 光片會引起尷尬或躭誤時間。由於經濟問題，有些檢驗中心没有能力購買新儀器，仍然使用昔日的方法拍攝 X 光片。基於上述各種原因，我們便應該盡量小心使用這種科技，衹在有真正需要的情況下，才接受 X 射線檢查。

輻射能對癌病的影響

輻射能可使人類患上血癌，是有明顯而又充份的證據。試看以下幾個引證，便知道輻射可以導致不同類型的血癌。就以第二次世界大戰日本被投下原子彈爲例，不少生還者後來患上血癌和骨癌。原子彈所發出的輻射，主要是 γ 射線和中子。廣島和長崎的生還者，有些在爆炸後一年或半年便患上血癌，有些卻要等待十年至十五年後才發現那可怕的後遺症。總括來説，接觸愈多輻射能，患癌機會愈高，這是鐵一般的事實。

X 射線對孕婦的胎兒也有不良的影響。根據研究顯示，孕婦在妊娠期間接受 X 光檢查，產生的嬰兒日後長大到十六歲左右時，患上血癌的機會較其他同齡的青少年爲高。嬰兒和幼童同樣對 X 射線所產生的游離輻射(Ionizing Radiation of X – Rays)有所顧

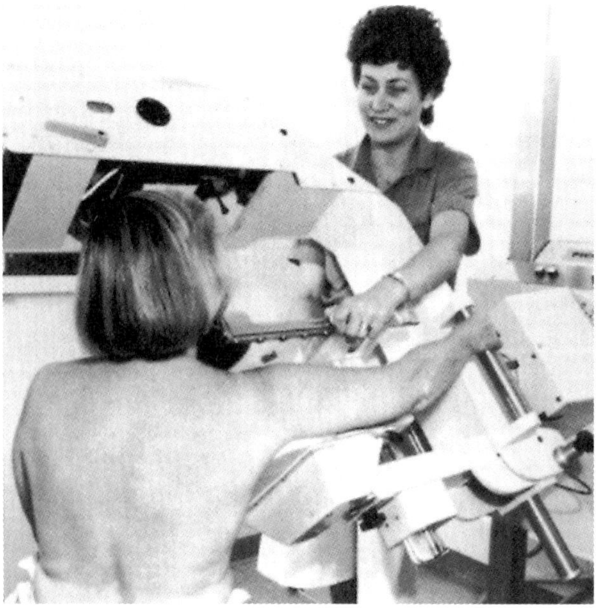

Photo Courtesy of Screening Mammography Program of B.C.

新科技的乳腺X光造影檢查祇發放微量的輻射能，不致影響人體健康。

忌。因此，婦女一旦懷孕，便要盡量避免作X光檢查。嬰兒和幼童是不宜接受所謂例行的X光檢查。倘若必須進行X光檢查，便應謹慎作出各項保護措施。

另一個引證是來自醫學界人士本身的調查。若外科醫生經常在透視鏡下進行手術，他們手部患上皮膚癌的機會頗高。放射學醫生由於工作上需要，接觸輻射能的機會較多，他們患上血癌的個案，和其他沒有接觸X射線的同僚相比，竟高達兩倍半之多。這種情況在五十年代前尤甚，皆因昔日醫生對輻射能認識膚淺，未能適當地遵守一切預防的規條，才造成慘痛的後果。

在一九五四年，美國舉行一次原子彈試爆。料不到一場大風竟將爆炸後的輻射殘餘，直吹到西太平洋的馬紹爾群島，令該島上的兒童患了甲狀腺癌。在未舉行試爆前，醫護人員並沒有察覺島上的青少年曾患該類的癌病，但在爆炸後的紀錄，竟發現有半數十歲以上的學童，因原子分裂後所產生的輻射[131]碘(Radioactive Isotopes of Iodine:I^{131})，影響甲狀腺細胞轉變成癌性細胞，繼而長成爲腫瘤。

奇怪得很，骨癌卻多見於一群專責在錶面塗上發光原料的婦女。原來她們在工作上有一個惡習，喜歡用自己的舌頭舐含有化學原料的刷子，不知不覺地嚥下含有放射性的導癌物，特別是鐳(Radium)一類放射金屬元素，貯藏在骨骼的組織，觸發骨癌的形成。同樣地，捷克和美國的鈾礦(Uranium Miners)工人，因爲長期吸入含有放射性的塵埃，也很容易患上肺癌。

近期的例子也有不少，試看一九七九年美國賓夕法尼亞州近哈里斯堡的三里島核電廠爆炸，和一九八六年蘇聯的切爾諾貝爾(Chernobyl)核電廠大災難，便教人深省，也提醒大衆關注輻射對環境的不良影響。自從八六年那次意外後，住在切爾諾貝爾附近的居民，患上甲狀腺癌、血癌和其他輻射後遺症的個案大增。大量的接觸輻射能，瞬即帶來多種的癌病，而少量的吸取會造成甚麼不良效果呢？醫學界人士在目前尚未知道真正的答案，但是他們内心裡仍然顧慮放射能損毀遺傳因子的可能性。最令人洩氣的，便是上述兩大災難所造成的損害，還需要等候多年後的觀察，才可以統計出來呢！

流行病學專家曾在過往幾年間，專心研究一個重要課題，就是在接近高壓電區生活的居民，患癌的機會是否會比常人稍高？初步的報告顯示，癌病和長期在電磁場接觸是有聯繫的，而且是血癌、乳癌和腦癌的個案偏多。但是科學家們尚未能確定電磁場對人體的生物系統有負面的影響，所以他們衹勸告我們在可能的情況下，最好還是減少和電磁場接觸。

使用 X 光檢查時的幾項建議守則

（一）假如醫生或牙科醫生建議使用 X 光檢查時，病人須先要明白該項檢驗的目的，並要求他們解釋其重要性。換句話說，不要接受一些不必要的例行 X 光檢查。

（二）必須使用鉛製的阻隔放射能的屏障物，以保護人體重要的部位，特別是生殖器官和胸腺。偶有不慎，前者直接影響生育，後者則會損毀免疫功能。要是檢查時不能做好妥善的防備工作，便要和主診醫生、放射學醫生及科技人員商討。

（三）嬰兒和幼童及孕婦都應該盡量避免接受 X 光檢查。

（四）避免重覆的 X 光檢查。當轉換醫生時，或另找專科醫生檢查時，最好事前安排把舊的照片送到求診醫生的醫務所，方便查閱。

（五）服食足夠的乙型胡蘿蔔素、丙種及戊種維生素，因爲它們可以抑制氧化作用，也可以抵擋由放射能產生富有破壞性的自由基。

乳腺 X 光檢驗和輻射的問題

許多專家都認爲乳腺 X 光檢查(Mammograms)是有助於偵察出早期乳癌的存在。但是爲了輻射可能帶來一些負面的效果，醫學界人士紛紛爭論使用這類檢查用以防癌是否不智呢？早期的乳腺 X 光檢驗法是使用高量的放射能，經常作這種例行檢查，實屬不智。但今天科學昌明，新科技的乳腺造影衹需甚少的放射能，安全程度便大大增加。

今天的婦女，尤其是有高度患乳癌危機的一族，應定期接受乳腺 X 光檢驗，因爲接觸的輻射能微不足道，若然早日能查出乳癌的存在，痊癒的機會甚高。病向淺中醫，是爲上策。

第八章

曝曬的危機

Solar Radiation Risk

在過往五十年間，皮膚癌的個案急劇上升，而陽光的輻射就是構成非黑素瘤(Non – Melanoma)類皮膚癌的最主要原因，佔總數大約有九成之多。根據專家的研究報告，陽光的輻射影響着黑素瘤，它們的關係相當複雜和微妙，值得進一步探討。

加拿大人特別喜愛陽光，更崇尚擁有棕褐色的皮膚，但由於天然環境的因素，這種渴望往往要借助人工的力量才可達到。因此，健美美容院如雨後春筍般到處林立，利用人造的燈光改變顧客們的膚色。這種趨勢使我們領略到普羅大衆對陽光和皮膚癌的連繫認識甚淺。加拿大每年大約有六萬人患上和陽光有關的皮膚癌。大多數都是屬於基細胞(Basal Cell)和鱗狀細胞(Squamous Cell)這兩大類。幸好二者都是可以治癒的癌病。

陽光和非黑素瘤皮膚癌的關係在過往十年間已明朗化。醫學界人士早在十九世紀的末期，注意到海員久經風吹日曬，長出所謂「海員皮膚」(Sailor's Skin or Seamanshaut)。在二十世紀的初期，專家又發現務農的人士很容易患上皮膚癌。同時，高加索的白種人(Caucasians)如果經常曝曬太陽之下，也會種下皮膚癌的危機。

在三十年代的早期，研究人員藉著太陽能和人工光能，證明紫外光輻射可以促使實驗室的動物生長癌病。近期科學家更將紫外光(UV Light)分爲兩大類： UV – A 波長較長； UV – B 波長則較短，但能使皮膚變成棕褐色，也被視爲皮膚癌的主兇。

一般來説，過久曝曬於太陽能下可以導致皮膚癌，但真正構成危機的要素，卻要視乎下列數點：

- 皮膚和頭髮的色素
- 地域
- 曝曬的時分
- 曝曬期的長短

專家們相信太陽能導致皮膚癌，是經過多年來的曝曬而造成惡果，並非偶然短暫的接觸便立即產生變化。白皮膚金髮藍眼睛的人對紫外光特別敏感，皆因他們的皮膚缺乏一種黑色素(Melanin)，未能適當地阻隔太陽能的侵害，也正好說明黑色人種較少患上皮膚癌的原因。

地域也會影響皮膚癌的生長，離赤道愈遠的地方接觸乙類的紫外光(UV－B)愈少，海拔愈高的地方接觸機會愈大。試看美國喬治亞州首府亞特蘭大(Atlanta)和德克薩斯州的巴素(El Paso)，它們都是位於北緯三十二至三十三度之間，但後者比前者處於較高和較乾旱的位置，每年接觸乙類紫外光竟然多出百分之三十八。

就算是同一地方，曝曬時間和季節都會造成不同的效果。夏天的陽光和中午時分（上午十一時至下午一時），是太陽最威猛的一段時刻，當然也是吸取紫外光最多的時間。不過，甲類紫外光(UV－A)卻在整個白天平均地散播。

在自然界的大氣層裡，臭氧(O_3:Ozone)會阻隔大量紫外光直接射到地球，減輕了對世人的禍害。但是在過去十多年，從超音飛機噴出來的廢氣，噴霧劑裡冒出來的氯氟族煙(CFCs:Chlorofluorocarbons)，加上核子武器和含氮的肥田料所發出的化學氣體，卻大量削減大氣層的臭氧。預測地球上每年產生的氯氟族煙仍然保持在一九七二年的水平，數十年後，大氣層裡的臭氧將會減少百分之七。另一個觀察結果顯示，近赤道的地方，每次大氣層裡的臭氧減低百分之一，乙類的紫外光輻射則會增加百分之二。

太陽輻射和皮膚皺紋的關係

當紫外光綫射在皮膚上，可產生一連串的不良後果，如皮膚過早老化，或是皮膚乾燥、容易產生皺紋或小結，其至長出良性或惡性的腫瘤。一般來說，人們最終因害怕蒼老而自動放棄崇尚褐色的皮膚，主要目的是要青春常駐。專家告訴我們，假如皮膚不接觸陽光，蒼老的跡象便難以出現。試從七十五歲和三十五歲人士的臀部取下少許皮膚，切片檢查組織，在顯微鏡下觀察，兩者近乎完全相同。這個例子告訴我們，皮膚在不受陽光干擾下，可維持較長久的青春現象，大大出乎意料之外呢！

常見的皮膚癌

許多人從傳媒得知前美國總統列根及其夫人南茜，還有另一位總統布殊，都先後患上皮膚癌。其實，北美每年大約有五十萬人同樣被診斷有這種十分普遍的癌病，病理學家稱它們爲「基細胞」類和「鱗細胞」類兩種皮膚癌，二者毒性不深，及早醫治，可以痊癒。

基細胞類皮膚癌大多數是單純的，甚少引發複雜的症狀。一旦及早割除，便可斷絕後患。列根夫婦和布殊便是患了這類皮膚癌。最令人鼓舞的事情，便是痊癒率高達百分之九十五。大約九成的患者都是因接觸紫外光綫而造成的。估計在北美，每八個人當中便有一人患上皮膚癌。雖然可以治癒這種毒瘤，但手術的代價卻頗高，不幸者可能要飽受毀容的創傷。

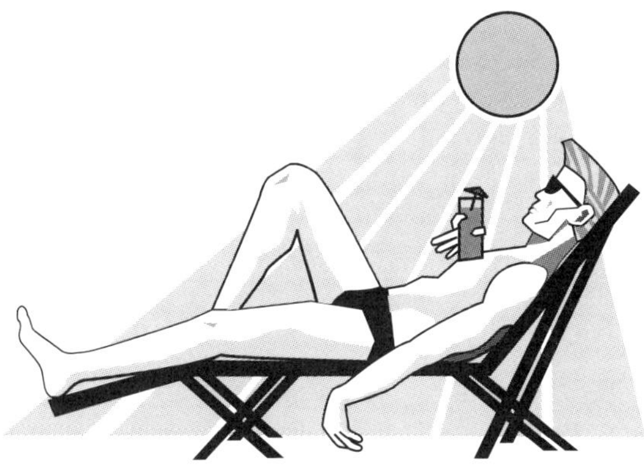
在烈日下曝曬過久，容易引起皮膚癌。

細小、平滑、像蠟般拱起的小結(Nodules)便是基細胞類皮膚癌的特徵；它們有時卻呈現着紅色、扁平和有鱗邊的斑塊。患處可能有些微疼痛，易出血或結痂，或損傷的地方難以復合；多見於手、足、面和經常曝曬於陽光下的部位。其實任何皮膚產生異樣，如長有膿泡的小結，或是經常結痂的平塊，都應及早請教醫生。

鱗狀細胞皮膚癌的特徵是它的底基較爲堅硬結實，四周圍繞著正常的皮膚。成長時，表面容易潰破，也會轉移到鄰近的淋巴結或遙遠的器官。正確的診斷全賴活組織檢查，手術切除是正統的治療方法，間有使用輻射療法。

惡性黑素瘤(Malignant Melanoma)

和基細胞類皮膚癌比較，惡性黑素瘤的個案略少，但毒性卻更凶。它的成因也和紫外光綫有關。近期加拿大有一個研究報告，顯示間歇性的曝曬比長期在烈日下工作更爲危險。換句話說，偶然度假享受陽光浴，有意使自己的皮膚變成棕褐色的人，患上惡性黑素瘤的機會，比每日需要在太陽下工作的人爲高。專家認爲，皮膚皙白的人士曾被太陽灼傷，患這類毒瘤的機會最多。

用最簡單的英文字母 A 、 B 、 C 和 D 來形容毒性黑素瘤的特徵是最貼切的。

A (Asymmetry)：腫瘤的形狀兩邊不相稱。

B (Border)：腫瘤的邊沿是凹凸不平和不整齊。

C (Colour)：腫瘤的色素不一，有棕黑的、紅的、藍的或白的混合一起。

D (Diameter)：腫瘤的直徑多數超過六毫米(6mm)。

目前加拿大每年大約有三千人患上毒性黑素瘤，超過五百人因而喪生。由於這一類毒瘤容易擴散，其侵蝕人體組織又是那麼兇，所以愈早診治，生存機會愈高。自一九三零年開始，它的病發率上升了九倍；當初每一千五百人中才有一名患這種毒瘤，現在卻是一百人當中便有一位不幸者。

陽光是友？或是敵？

就個人健康和心理的觀點來說，我們都需要接觸陽光，它既使我們健康和快樂，也會增强我們的免疫系統以抗拒疾病。近年來，心理專家更指出嚴冬時分，人們（尤其是耆英們）常被困在家裡度過寂寞苦悶的日子，容易患上「季候性抑鬱症」(SADS: Seasonal Affective Disorder Syndrome)。治療的方法，就是每天鼓勵患者到户外吸取二十分鐘陽光；或是在家中設置特別燈光，每天接受二小時的「受光治療」(Photo Therapy)。醫生們相信陽光或提供完整光譜的燈光，會影響體内的 Melatonin（一種腦下垂體的分泌）的運作，直接或間接控制免疫系統和情緒的轉變。

因此，陽光對人類的功用好比火對我們生活的影響。没有火，我們不能取暖，也不能烹飪；但是，一旦疏忽，火卻可以燒毀我們的家園，奪取寶貴的性命。同樣的，陽光裡的紫外光綫，會帶給人類好處抑或害處，那便要視乎我們是否懂得如何妥善地利用它。

總而言之，在我們的日常生活裡，陽光輻射是一種導致癌病的重要因素。接觸陽光是需要的，也是有益的；但是過量的吸取，卻可造成各種皮膚癌，可能是有毒性的黑素瘤，或者是較溫和的非黑素瘤。預防勝於治療，假如我們懂得如何保護自己的皮膚和眼睛，便可以減輕或完全避免陽光造成的惡果。以下幾項預防措施值得我們遵守的：

（一）在烈日下曝曬是很危險的，特別是在赤道、乾燥和海拔高的地方。

（二）中午時分（上午十一時至下午一時），盡量避免接觸陽光，因爲這時候的乙型紫外光綫是最威猛的。

（三）在烈日下宜戴闊邊的大帽子，或是採用海灘的大洋傘遮擋陽光；宜穿著白色或淺色的長袖衣服和長褲。

（四）使用合適的太陽油。

（五）配戴合標準的太陽鏡保護眼睛，尤其是在烈日下工作或嬉戲時，更不要疏忽。

第九章

病毒和癌的連繫

Viruses and Cancer

癌病仍是人類最可怕的疾病之一，不獨普羅大衆談「癌」色變，就算是醫術高明的大夫，診治此類頑疾都如履薄冰，格外留神。

病毒(Viruses)多年前曾被視爲導致癌症的主要原因之一，但經過先進縝密的科學研究，發現病毒和癌的關係十分複雜。科學家承認，目前對病毒的認識雖多，但仍然不足以瞭解許多導癌的過程，其奧妙之處，遠超過他們二十多年前所想象的。

研究癌病的科學家，包括有病毒學家(Virologists)、分子生物學家(Molecular Biologists)和遺傳學家等，都有以下的共識。有些癌症，衹需要有病毒入侵，便能夠造成惡果；但也有些癌症，單憑病毒的蹂躪並不足以構成腫瘤的誕生，還需依賴其他因素催促或完成病毒所引發疾病的過程。前者情況較少，後者則較爲普遍。

致癌的病毒(Tumour Viruses)

嚴格來說，病毒不能算是有生命的機體。它衹是在活細胞內的微小顆粒，能不斷地複製(Replication)，因爲它是由蛋白質殼(Protein Shell)包繞著的核酸核心(DNA or RNA)組成。它的體積十分細小，不能在普通顯微鏡下察覺，也不能被過濾器阻留。它本身不能進食，也不能隨處移動，衹能入侵活的細胞（如動物、植物和微生物），藉着細胞內的生物化學的動力而複製，引起許多疾病，如傷風、感冒、麻疹、狂犬病、肝炎和愛滋病等，也可在人體或動物身上導致某種癌症。

目前科學家認識到有多種病毒可以令實驗室裡培植的細胞轉型，可使動物生長腫瘤，也可能和人類的癌病有密切的連繫。這類病毒被醫學界人士稱爲「致腫瘤的病毒」(Oncogenic Viruses)。話雖如此，人們感染了致腫瘤的病毒後，大部分都沒有細胞轉型

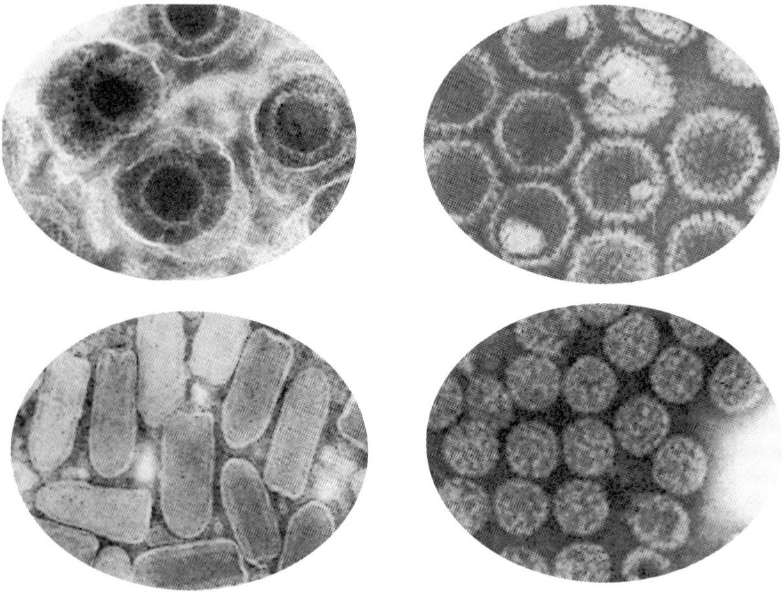

科學家認爲有多種病毒和癌病有密切的連繫。

的迹象，也甚少衍生成惡瘤。其實，病毒導致腫瘤形成，動輒要數十年光景，同時也需要具備一些特別的環境，才可以完成整個「癌變」的過程。

在北美的住家貓隻有時也會死於血癌，構成這種可怕的疾病正是一類病毒。貓隻感染後，在很短期間內便會患上血癌，同時也容易傳染到別家的貓兒。幸好，目前尚未有個案，證明此種貓的血癌能傳染給人類，也沒有任何跡象顯示人的血癌是有傳染性的。

病毒和人類的癌病

病毒和人類癌病的關係是很複雜的，筆者嘗試舉出四個例子，道出兩者間的奇妙關係。

（一）「人類親T型細胞淋巴性病毒」(HTLV: Human T – Cell Lymphotropic Virus)

該種病毒有多種特類(Strains)，其中以第三特類(HTLV – Ⅲ)爲最多人認識，這就是導致愛滋病的HIV(Human Immunodeficiency Virus)，中文可譯爲「人類免疫功能不足病毒」。至於其他不被傳媒所注視的特類，則可以引發淋巴腫瘤(Lymphomas)和血癌的產生，多見於日本和加勒比海(Caribbean)附近一帶地方，而少見於北美國家。從病理學來說，HTLV其實是一種含核糖核酸病毒(RNA – Containing Virus)，亦被稱爲「反轉病毒」(Retrovirus)，因爲它能將遺傳物質轉移到細胞裡的脱氧核糖核酸(DNA)去。科學家曾意識到「反轉病毒」能構成動物的腫瘤。普通發生在人類的T型細胞血癌和淋巴瘤(T – Cell Leukemias or Lymphomas)是由HTLV所導致的；九成患了這兩類癌症的病者的血液裡都含有病毒的抗體。

這類病毒(HTLV)究竟是怎麼樣傳染給人類呢？專家們尚未找到真正的答案，祇是沿着愛滋病毒感染的途徑去摸索，如性交、輸血或針刺等方法。倘若證實病毒是從輸血的過程散播的，首要的預防工作便是謹慎檢查捐贈者的血液。

幸好一般常見的血癌和淋巴瘤都没有跡象顯示是由病毒感染而成，祇有少數的T型細胞血癌和淋巴瘤要等待進一步的研究，才可以作出預防的方針。

（二）肝癌(PHC: Primary Hepatocellular Carcinoma)

肝癌多見於非洲、中國及其他亞洲國家，但少見於北美。它是一種致命的疾病，一般被診斷的患者，甚少能生存超過六個月。專家懷疑乙類病毒肝炎可以導致肝癌。

最近一份研究報告指出，在二萬三千名男士當中，發現有三千五百人是乙類病毒肝炎的帶菌者。經過一段觀察時期，其中四十一名接受調查者被證實患上肝癌，而所有肝癌患者（除一名外），都是乙類病毒肝炎的帶菌者。在人類患上的癌症中，這可算是病毒和惡性腫瘤最有密切連繫的一個例子。話雖如此，我們卻不可以忽略一些「導癌的夥伴」(Co – Carcinogens)，如來自硬殼果、穀物及酒精裡的黃曲黴毒素(Aflatoxin)。何者爲重，目前尚未知曉。

遠在五十年代，病理學家開始注意到肝癌多發生在患有肝硬化(Cirrhosis of Liver)的病者，非洲的研究者更早已認識到病毒肝炎和肝硬化的連繫。真至六十年代的末期，驗血檢查乙類病毒肝炎帶菌者的科技才開始投入服務，終於在廣泛性的流行病學研究後，才證實慢性病毒肝炎和肝癌的個案，都分佈在同一的地理區域。二者的連繫，其緊密的程度，可見於下列幾個要點：

(A) 頑固的病毒肝炎(Persistent HBV Hepatitis)多見於肝癌患者。在台灣曾有一份研究報告指出，若和正常人比較，慢性肝炎病者患上肝癌的機會竟高出二百五十倍。

(B) 乙類病毒肝炎感染往往發生在肝癌形成之前。在出生時感染的嬰兒，他們患上肝癌時的年紀，遠比一般肝癌患者較爲年輕。

(C) 在肝癌的細胞裡，我們常見到乙類肝炎病毒的「脱氧核糖核酸」(DNA)。

(三)伯基特氏淋巴瘤(BL: Burkitt's Lymphoma)和愛潑斯坦・巴爾病毒(EBV: Epstein – Barr Virus)

伯基特氏淋巴瘤是一種惡性腫瘤，最常見生長在面部、頸部和腹部，多見於非洲赤道附近一帶的兒童，少見於北美。這一類腫瘤共佔西非奈及利亞的兒童癌症總數的六成。其死亡率超過半數。流行病學研究顯示，伯基特氏淋巴瘤和愛潑斯坦・巴爾病毒有着密切的連繫。證據有三：

(A) 伯氏腫瘤病者的血液含有愛氏病毒的抗體。根據烏干達的一份研究報告顯示，患有高度愛氏抗體的人，比常人染上伯氏腫瘤的機會，會高達三十倍。

(B) 伯氏腫瘤的細胞藏有愛氏病毒的 DNA 。

(C) 在實驗室的培植過程中，伯氏腫瘤細胞竟能生長出愛氏病毒的微粒(EBV Virions)。

除了伯氏淋巴瘤外，愛氏病毒感染也和鼻咽癌(NPC: Nasopharyngeal Carcinoma)或霍氏淋巴瘤(Hodgkin's Lymphoma)有點連繫。

鼻咽癌是位於鼻腔後呼吸通道上的一種毒瘤，多見於香港、南中國及東南亞等國家，少見於歐美各地。幾乎所有鼻咽癌病者的血液都含有愛氏病毒的抗體，這正好暗示着病毒的感染，可能是癌症的一種成因。

鼻咽癌、伯氏淋巴瘤和愛氏病毒都有千絲萬縷的奇妙關係，也給科學家和流行病學家所建議的理論——「需要但不足」的概念——提供了一些好例子。換句話説，愛氏病毒和上述兩種癌症並非有直接因果的關係。構成腫瘤的成長，除了病毒外，還有其他因素存在。

愛氏病毒是相當普遍的，爲何有些人感染後卻安然無恙，有些事後卻長出腫瘤？由此我們可以知道導致癌病的因素是相當複雜的；相信其中包括有免疫和遺傳因素，或許有其他導癌物及助長腫瘤誕生的化學物體參與。

假如愛氏病毒真的是構成鼻咽癌、伯氏淋巴瘤和霍氏腫瘤的一個重要因素，那麼我們在預防工作上，便可以考慮下列數點：

▲注意衛生，阻止病毒擴散。

▲研究製造一種抵抗愛氏病毒的疫苗。成功的話，相信在發展中的國家，接種適當的疫苗是預防疾病最有效的方法。

▲注意營養，可以增强免疫系統，對抗病毒的入侵，殲滅癌細胞的成長。

（四）病毒和子宮頸癌

子宮頸癌是婦女絶經前一種十分普遍的癌症。它的成長是階段性的，整個病程可經歷十至三十年之久。自從採用了定期子宮頸抹片檢查(PAP Smear Screening – Papanicolaou Test)，早期的癌病若能及時發現，痊癒的機會很大。同時，專家們都認識到這種惡性瘤是可以預防的。

在過往二十多年來，患上子宮頸癌的危機，紛紛被醫學界人士辨別出來。年輕而性活躍的女子，或是多個性伴侶的婦女，都比較容易患上子宮頸癌。研究顯示，婦女的性伴侶可能和其他曾患上子宮頸癌的女子發生過性關係，她們後來染上這種惡性腫瘤的機會便會增加。個案的紀錄曾清晰地指出，倘若男子第一任太太是死於子宮頸癌，他的第二任或第三任妻子患上相同的癌病，機會將會比平常女子爲高。由此我們可以觀察到一點，這種癌病可能和某些從性事傳染得來的病菌或病毒有關連。目前癌症專家正懷疑第二型單純疱疹病毒(HSV Ⅱ: Herpes Simplex Type Ⅱ)可能是主兇。

其實癌病研究學者早已發現子宮頸癌患者的血液常含有第二型單純疱疹病毒的抗體。在每四名染有急性生殖器官疱疹的婦女當中，便發現有一名患上子宮頸癌前期或初期的病變。而病毒本身固然不能夠造成惡果，還需要依賴其他共存的因素，才可以完成癌變的整個過程。

近年來，醫學界人士的注意力又轉移到人類的乳頭狀瘤病毒(HPV: Human Papilloma Viruses)。先進的分子科技研究證實這種病毒也和子宮頸癌有點連繫。乳頭狀瘤病毒能引致生殖器官長出一種細小的皮膚良性瘤，醫學上稱它爲「性器官疣」(Genital Warts)。研究學者發覺這些原本是良性的腫瘤，有些竟然發生「癌變」，這便觸發人們懷疑乳頭狀瘤病毒是否構成癌病的一種重要因素。西歐和北美的專家在過往十年，已發現九成的子宮頸癌患者，都曾染上乳頭狀瘤病毒。同樣地，子宮頸抹片顯示出異常細胞的個案，其中九成都被證實有此類病毒感染的跡象。

自從醫學界人士將重點轉移到乳頭狀瘤病毒，許多蛛絲馬跡顯露出它和性器官疣、子宮頸癌及罕見的生殖器癌有密切連繫。原來這類病毒是擁有超過四十多種不同的類型：有些可引致疣(良性)，有些卻誘發子宮頸癌。在構成惡性瘤的過程中，其他致癌的因素是不可或缺的，如吸煙、單純性疱疹病毒感染，或是任何壓抑免疫系統功能的情況。

總結

在過往三十多年，人們對病毒的知識不斷增長，但仍然認識不深，因爲它的真正運作情況尚未清楚。雖然醫學界人士辨別出某種病毒感染，可能和某一種癌病有關，但是病毒如何引致癌細胞的形成，卻還是一個謎。病毒可能提供一些途徑給其他因素催促細胞癌變；或是某些導癌物本身已經能夠使細胞變成惡性，而病毒祇是助長整個過程順利進行的其中一個重要成員。

每當我們一想到病毒的感染可能構成癌病的誕生，不禁心驚膽顫起來。病毒一旦成爲流行病，豈非爲害不淺？但是細心一想，這個概念也有它美好的一面。假如病毒真正是疾病的主兇，我們醫治或預防該種疾病便可從對付病毒的途徑著手。一方面可以研究合適的疫苗以預防疾病的來臨，另一方面可製造藥物殲滅病毒，或是控制疾病的伸延。更進一步的挑戰，便是設法瞭解病毒和細胞的相互作用，從而知道細胞如何變成惡性。倘若獲得這些寶貴資料，專家便會嘗試使用一些方法阻止這些癌變，甚至改變整個過程的路向。

第十章

癌和生育與性行為

Reproduction , Sexual Behaviour and Cancer

不少醫學書籍和雜誌都明確指出一些外來的化學物質，會導致人類患上某種癌病。但是我們何曾想到在日常生活中，因性事、懷孕、分娩和哺乳而令人體生理改變，也可能提升癌病的危機呢？

子宮頸癌和性行爲

若要瞭解上述的問題，我們可從子宮頸癌(Cancer of the Cervix Uteri)和性行爲的關係著手。這種癌症甚少見於處女，而常見於多產的母親。由此人們便連想到分娩造成的損傷，可能會導致子宮頸癌。但是經過多年的研究，分娩的次數多寡並非重要，危機卻在於男女雙方曾接觸過多少性伴侶。一名女子可能衹有一個性伴侶，而該男子卻有多個性伴侶的紀錄，那麼該名專一的女子患上子宮頸癌的危機是否會提升呢？專家們目前尚未知道真正的答案，卻具備足夠的證據，證明這種癌病是和兩性的房事有關，可能藉着一種病毒作爲媒介，誘發惡性細胞的成長。

假如這個推理是正確的話，我們便可以預防這種由性交而散播的「導癌病毒」(Cancer Causing Viruses)。完全禁慾是不切實際的；反之，瞭解這種危機是首要的工作，繼而採用合適的預防措施，才是上策。

倘若病毒是病源之一，在預防的策略上可考慮疫苗接種方法、治理感染、注意個人生理衛生，甚至採用避孕工具防止病毒入侵。

人類乳頭狀瘤病毒(HPV:Human Papilloma Viruses)

近年來，人類乳頭狀瘤病毒可算是散播性病最快速的一種病毒。它之所以能引起醫學界人士的注意，是由於生長在生殖器官上的疣，一向被視爲良性的小瘤，有時竟在不知不覺情況下變成癌性。研究學者發覺九成的子宮頸癌患者曾染上乳頭狀瘤病毒。就算是從子宮頸抹片檢驗出來的「異樣細胞」(Cervical Dysplasia)個案，其中九成也曾感染到這種病毒。

由於乳頭狀瘤病毒是可以從性交途徑傳染，醫學界人士便開始研究它和其他生殖器官的癌病（如女性的陰道、外陰及男性的陰莖）是否有聯繫。雖然這三類癌病並不普遍，但乳頭狀瘤病毒感染卻經常存在，而它又是男女性器官疣(Genital Warts)的成因。這些密切的關係，的確值得研究學者作進一步的探測。

雖然科學家經常把乳頭狀瘤病毒聯繫到子宮頸癌及其他生長在肛口及性器官上的毒性腫瘤，但病毒如何導致男士陰莖癌(Penile Cancer)，卻仍是一個謎。目前祇有一些零碎的資料，未能證實因果關係。現在引述幾個觀察的結果，便知道其中的奧妙是深不可測。

▲患有陰莖癌的男子，他們的配偶患上子宮頸癌的危機顯著增加。

▲男士們陰莖上長了由乳頭狀瘤病毒感染而成的「癌前期腫瘤」(Pre – Cancerous Lesions)，他們的性伴侶普遍也患上子宮頸「上皮內細胞異變」(Cervical Intraepithelial Neoplasia)，可能是「癌變」的先兆。

▲陰莖上的良性或惡性腫瘤的個案，和乳頭狀瘤病毒感染及其他肛口或性器官癌病，都有重要的關連，並非純屬巧合這麼簡單。

預防措施的局限

直至目前爲止，在預防措施方面，醫學界人士尚未發現有效的疫苗，或是其他有效的途徑阻止人類乳頭狀瘤病毒擴散。由於此類病毒非常複雜，製造一種萬應萬靈的疫苗並非易事。近期抗病毒的藥物，一方面是朝着殲滅的路向，另一方面則是阻止病毒的複製(Viral Replication)，二者的功效令人感到振奮，如干擾素(Interferon)便是一個好例子，但是距離完全克服或控制病毒蔓延的目標，還有一段艱苦的日子。

目前專家所能提供預防病毒擴散的措施，包括：

▲在選擇性伴侶時要額外小心，切勿害怕詢問對方有關過往性病的紀錄。

▲使用避孕套。

或許對方真的不知道自己是否曾感染過乳頭狀瘤病毒或是第二型單純疱疹病毒(HPV or HSV－II)，那便要倚靠個人的觀察力，看看肛門和性器官上是否長有來歷不明的病害了。

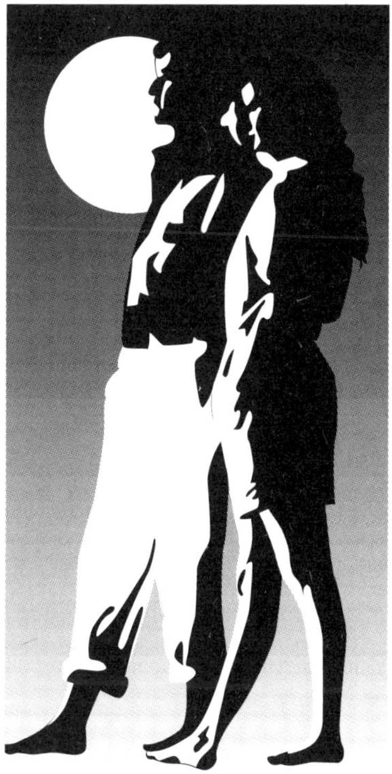

小心選擇性伴侶，是預防感染病毒有效措施之一。

預防子宮頸癌最佳的方法，莫如定期作子宮頸抹片檢查(PAP Smear)。已婚婦女起初每年接受檢驗一次，倘若連續二次的報告都是正常，便可選擇每三年才做檢查一次。

奇妙得很，懷孕和分娩好像和預防子宮癌、卵巢癌及乳癌有點聯繫。這三種癌病多見於沒有生育的婦女，而少見於一些在年輕時早已開始養育兒女的婦女。

普遍來說，多產的婦人較少患上乳癌，尤其是她們愈早生育子女，患乳癌機會愈低。不過早期懷孕而終於流產並未能減少該類婦女患乳癌的機會，何解？專家們認爲給嬰兒哺乳，可能引起一連串的內分泌調和，足以構成防癌的根基。最後值得一提的有趣現象，便是愈遲開始行經的女子，或是愈早絕經的婦人，她們患上乳癌的機會愈少。

雌激素——天然的和人工合成的

雌激素(Estrogen or Oestrogen)是固醇類激素之一，主要在卵巢合成。它包括雌三醇(Estriol)、雌酮(Estrone)和雌二醇(Estradiol)。雌激素的功用是決定女性的成熟，促進女子性器官的功能，並控制著女子第二性徵(Female Secondary Sexual Characteristics)的生長和發育。

婦女絶經後，體内雌激素大減，可能引起一些疾病或感到不適。因此，醫學界人士便提出了一個嚴重的問題——剛絶經的中年婦人，或是較年輕的女耆英，是否應該長期服食人工合成的雌激素呢？這種「補充性」(Supplement)或「替補性」(Replacement)治療，當然帶來不少好處，但也引起一些憂慮。根據醫學報道，服用這種雌激素，可能導致子宮内膜癌變(Cancer of the Uterine Endometrium)。

一份醫學研究報告指出，婦女曾連續服食「替補性」的人工合成雌激素七年或以上者，患子宮癌的機會比常人高出十四倍。可是在停服後兩年，她們患癌的危機竟然和沒有服食激素的婦女一樣。很可惜這份報告未能肯定「替補性」服用雌激素是否會使絶經後的婦女，增加患乳癌的危機。

哺乳和癌的關係

哺乳(Lactation)本身對癌病好像没有多大的影響。在分娩後，不論哺乳的時期是刻意地用藥物抑制，或是故意地伸延，兩者的後果都没有顯著的分別。以前有人認爲母親用自己的乳汁哺育嬰兒，可以減少患乳癌的機會；但是，近年來研究顯示，哺乳並非一重要因素，正常的懷孕過程才是真正的要訣。

在香港有一個很奇怪的現象，就是在漁船上生活的婦女，不知是傳統還是習慣衹用右邊乳房哺育嬰兒，而一旦患上乳癌，腫瘤卻多見於左邊。

結語

從上述不同的科學研究報告，我們可認識到生育對乳癌、子宮癌和卵巢癌是有密切的聯繫，但真正的因果關係尚未明朗。因此，在預防這三種癌症時，醫生仍未能掌握有效的政策。其實生育是與生俱來的自然現象，人為的失誤竟然帶來可怕的惡果，如何去糾正它，的確是一門高深的學問。

第十一章

職業性癌病
Occupational Cancer

當某種癌病多次出現在某一行業的員工時，醫護人員便會聯想到在該行業運作時，是否有一種或多種物質可以導致接觸者發生癌病。二者的連繫，構成所謂「職業性癌病」。

歷史的背景

遠在二百多年前，英國有一位外科醫生佩絲戈・博德(Dr. Percivall Pott)，曾報道一種罕見的陰囊癌，明顯地多見於掃煙囱的工人。由於當時對癌病尚未有足夠的認識，該類腫瘤便被命名爲「煤煙疣」(Soot – Wart)。一世紀後，德國有兩名科學家也發現同樣的腫瘤，生長在煤氣廠裡的工人身上。隨著蘇格蘭的研究學者也從頁岩油工人(Oil Shale Workers)看到這種毒瘤。（註：頁岩油是由瀝青質頁岩提煉出來的油。）這三種不同的發現，竟產生同樣的惡果，何解？結果，真正的答案要等待四十多年後才揭曉。科學家在動物的實驗室裡，發現焦油(Tar)、煤煙(Soot)和頁岩油都含有相同的化學混合物質 ——「多環的芳香族烴」(Polycyclic Aromatic Hydrocarbons)，可導致癌病產生。

丹麥的掃煙囱工人協會在得知博德醫生的醫學報告後，勸告工友們在每天工作完畢後必須沐浴，清洗身上的污物。在一八九二年，英國的醫學雜誌(British Medical Journal)發表了一篇很有趣的文章，題目是：「爲何外國的掃煙囱工人不會生長陰囊癌？」作者指出北歐的工人能夠倖免染上該種癌病，是有賴他們養成潔癖。英國同業工人全不理會醫生們的勸告，因此這類腫瘤繼續產生。

在今天的社會，工業界的工人可以說是社會的「先驅者」。我們每天所接觸的化學物質、金屬、膠質和纖維，都可能是從工業產生出來的致癌物，隱藏在空氣、食物、水和其他媒介。倘若其中一種真的會造成癌病，生產該種貨品的工人，由於長期大量接觸該等致癌物，便最容易患上腫瘤，這是顯而易見的事實。

工業致癌物和癌病的聯繫

在一九七二年，李維和域文兩位醫生(Dr. B. S. Levy & Dr. D. H. Wegman)曾編寫了一篇醫學學術性文章，題目是：「工業衛生——如何認識和預防與工作有關連的疾病？」(Occupational Health—Recognizing And Preventing Work – Related Diseases)，現摘錄如下：

「一名四十三歲的化學廠工人，最近被發現患上了肺癌，被轉介到費城一位年輕的胸肺科專家診治。該工人在費城一間化學廠工作多年。近年來，他有幾位同僚死於肺癌。就是爲了這麼巧合的緣故，他的家庭醫生便介紹一位專家去查究。

「專家的名字是威廉·費加勞亞醫生(Dr. William Figueroa)。他清晰地記起和病者第一次見面時的談話：『他步入診室後，便率直地告訴我他本人深信自己是患上肺癌，因爲廠內十三位工友都先後因此病而喪生。最令我驚訝的一回事，便是他患的肺癌竟然是「燕麥形狀細胞癌」的一類(Oat Cell Carcinoma)。他没有吸香煙的習慣，而這類型的腫瘤生長迅速，細胞裡的核是屬未分化的(Undifferentiated)，多見於吸煙者，甚少波及非吸煙人士。在十三名死去的工友當中，有三名肯定没有吸香煙，其他十名都是輕量的吸煙者。我們一向知道肺癌都是發生在五、六十歲的人士，他們大多數每天都吸上一包二十支庄的香煙凡二、三十年之久。這班工友患上肺癌時，祇有四十歲左右，年輕而又非「大煙瘾」，真令人費解！』

「費醫生認識到這一連串的病例可能和職業上的致癌物有關連，便決定再作進一步的研究。他發現許多工友都經常接觸到一種化學物，英文名字是 CMME(Chloromethyl Methyl Ether)— 「氯甲烷甲醚」。它是在製作「游子交換樹脂」(Ion – Exchange Resins)時的一種介體(Intermediate)，常常沾上雜物，如「二氯化甲烷醚」

(BCME: Bischloromethylether)。遠在一九六七年科學家就動物研究所得，認爲 BCME 是一種致癌物。這個推論終於在一九七一年被證實是可靠的。費醫生於是請求該所化學廠的行政管理人員，公佈一群工友的健康紀錄，希望可以瞭解 BCME 是否和工友們的肺癌有連繫。很可惜這個要求並未獲得公司的許可。

「其實在費醫生採取探討行動之前，另一名費城的醫生也面對同樣的問題。他感到在一百二十五名工友中，有四名證實患上肺癌，實屬不平常。公司既然宣稱沒有詳細記錄工友在工作時暴露於化學原料的情況，他便不再去追究，因爲自己也不明白事情的重要性。但是，費醫生並不因此而罷休，改變收集資料的途徑，直接和病者聯絡起來。

「費醫生回憶地說：『我決定相信一名誠實的美國工人的說話。站在他的病榻前，眼看他透過氧氣罩艱辛地呼吸，我將廠內工友的名單逐一讀出，讓他指出誰有接觸 BCME，誰死於肺癌。』整理這些寶貴的資料後，費醫生終於完成一份醫學報告，指出 BCME 和肺癌的密切連繫。報告公佈後，引起本地和全國有關人士的關注。費醫生的假設終於獲得科學家們證實。在一九七四年，BCME 受害者的遺孀按照因工死亡的法例，申請索取工人賠償的福利。同年工業職工安全及衛生管理局(OSHA: Occupational Safety And Health Administration)頒佈一連串

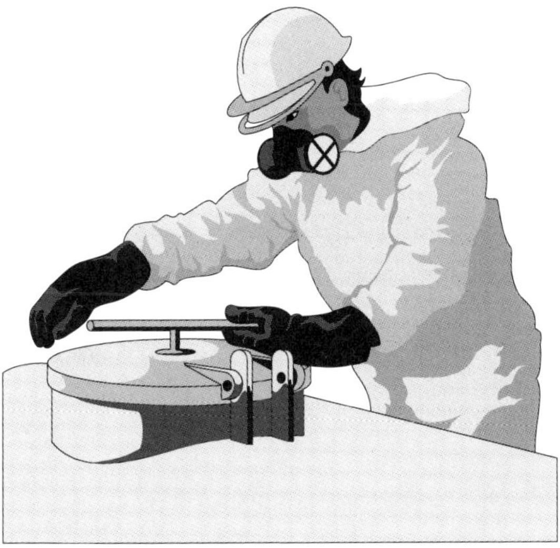

工業上的化學物可能會導致癌病。

的守則，限制十四種可導致癌病的化學物質的處理方法，BCME便是其中一分子。…」

研究癌病的工業組織

自從一九七一年開始，世界衛生組織其中一成員，命名爲「國際研癌機構」(IARC: International Agency for Research on Cancer)，不斷發表主要致癌物的研究報告及檢討，其中有很多豐富的資料，來自不同國家有關人類和動物的科學實驗，也涉及人口調查的結果。

國際研癌機構是學術性的組織。爲了簡化它公佈的內容，筆者祇依照其分門別類的綱要，從中選出一些較爲普遍的例子，加以引述，避免讀者感到繁複和累贅。

第一組：肯定導癌的化學物或工業製作過程——包括傢具製造業、橡膠業、石棉(Asbestos)、苯(Benzene)、鉻(Chromium)和它的混合物。

第二組：可能導致人類癌病的化學物及工業製作過程。此組可分爲兩級：

甲級——導癌的引證有限，如安息香比林(Benzopyrene)、鎳(Nickel)和它的混合物。

乙級——導癌的證據祇局限於實驗室的動物，對人類真正的影響未明。例子有鎘(Cadmium)和它的混合物、四氯化碳(Carbon Tetrachloride)、DDT（殺昆蟲藥）、甲醛(Formaldehyde)、肼(Hydrazine)等。

爲了明白事情的真相，筆者在這裡探討一下第一組裡其中較爲熱門的課題。

石棉纖維(Asbestos)

石棉是一種柔軟淺灰色的礦物質纖維，含有矽酸鹽(Silicate)成分，耐熱而非傳熱和電流的導體，能編織成材料，作爲多種用途。石棉廣泛地存在於許多不同類型的礦物製成品；遠在十九世紀末期，它已開始投入工業上的用途。根據國際研癌機構(IARC)的報道，在一九七六年，共有超過五千五百噸的石棉製成品產生，主要來自蘇聯和加拿大。六成的石棉是用在建築行業，如製作管道、水泥薄片、地板材料和屋瓦。它最爲人熟識的用途，便是隔熱的功能。在汽車行業，它常參與機器的運作，尤其是汽車的離合器和制動機的飾面(Clutch And Brake Facings)。在造船業方面，它盡量發揮其隔熱和防火的功用。

嚴格來說，石棉存在於多種工業製成品內，未必是構成危害健康的一個重要因素。專家認爲危機的成立是當開礦、鑽孔、拉鋸和淋灑時，石棉纖維隨處自由飄颺；或是含有石棉的製成品在腐爛分解時，柔軟的纖維自由散播。

自從一九三五年開始，醫學界人士開始懷疑，開礦工人或在礦場工作的人士，吸入了含有石棉的塵埃，可造成一種肺積塵病，醫學界稱它爲「石棉沉著病」(Asbestosis)。這種肺病和肺癌有密切的連繫，由第二次世界大戰後開始，個案急遽上升，皆因石棉在工業上大行其道。石棉纖維也可造成另一種惡果，就是導致受害者的胸膜或腹膜，長出一類罕見的腫瘤，名爲「間皮瘤」(Mesothelioma)。

石棉纖維可以在數月內導致肺癌或間皮瘤的產生，但它們的潛伏期卻可長達三十年之久，症狀才逐漸表露出來。誰會接觸到石棉纖維呢？首當其衝的當然是礦工們，但是他們的家人亦不能倖免，因爲石棉纖維黏附在礦工的衣服上，被帶回家裡再擴散開去。每當含有石棉的物質被鋸斷、鑽

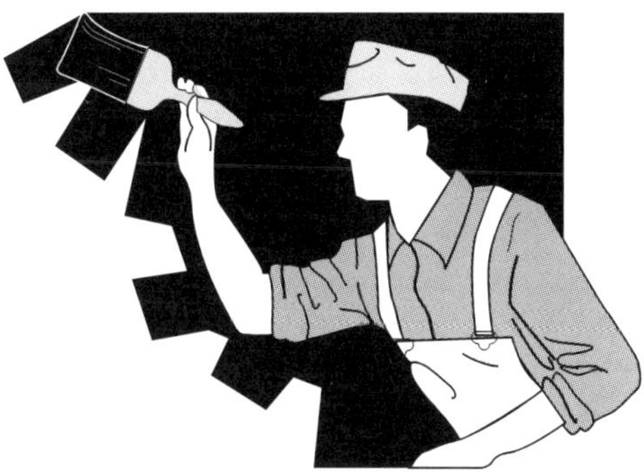

經常接觸含有苯的化學物，容易患上血癌。

孔或淋灑時，鄰近的工友都會不知不覺地吸入石棉纖維。更可怕的是，任何人住在石礦或石棉工廠附近都要面對這種危機。吸煙人士如經常接觸石棉纖維，患肺癌和間皮瘤的機會，比其他非吸煙者爲高。

石棉纖維除了導致肺癌和間皮瘤外，也被發現和喉癌、食道癌、胃癌、大腸癌及腎癌有聯繫。因此政府工業職工安全及衛生管理局(OSHA)釐訂工作環境的空氣，不准含有石棉纖維超過某一個限度，同時勸籲工作者謹守預防的規則。

苯(Benzene)

苯是一種清晰透明的液體，在化學及藥物工業上，它是常用的溶液。苯也常被採用爲汽油的添加劑。在煉油廠、焦煤爐、殺蟲劑、油墨、漆和造鞋業，苯是一種不可或缺的化學物。

二十年代的末期，在歐美先進國家，由於苯的工業用途頗爲普遍，接觸者被發現容易患上血癌。苯雖然是一種液體，但它進入人體內的途徑卻是沿著呼吸系統的通道，原來它一旦暴露在空氣間，便會由液體揮發成爲氣體。人造皮革業和使用膠黏貼的造鞋業工人，最容易吸入大量的苯氣。

科學家證實苯是可以導致細胞內染色體(Chromosomes)產生毛病，但尚未造成細胞遺傳基因(DNA)的突變。在實驗裡的動物研究，它卻被認爲是一種致癌物。因此，工業職工安全及衛生管理局也開始管制工作場地所含的苯量。目前估計大約有二、三百萬工人在石油化學工業、樹膠廠和使用焦煤爐的工廠工作，會經常接觸到苯的化學物。其實，造鞋工匠、家具油漆工人及油站服務員，都屬於這類高度危險性的行業。

家具製造

醫學界人士目前尚未明白，爲何家具工人和木材工人都會比常人更多患癌病呢？自從六十年代開始，全球有一種趨勢，就是愈來愈多的木匠、家具工人和油漆技工、造紙業工人等，患上了鼻咽癌、喉癌、肺癌、胃癌和淋巴腫瘤。

國際研癌機構的流行學報告顯示，鼻腔裡的腺癌(Nasal Adenocarcinoma)和家具製造業的聯繫，始自工人吸取了某種硬木的塵埃。同樣地，木材業工人因爲長期接觸化學原料，比常人更容易生長某種類的癌病。

工業職工安全及衛生管理局(OSHA)爲了縮減工人患癌的危機，建議在廠內設置有效的吸塵系統，特別是在木材業裡的鋸木和打磨的工作間，減少空氣中塵埃的密度。管理局又設有工廠內空氣調節的標準，並勸諭工人在工作時配戴面罩或呼吸器材，確保個人的健康。

鉻和它的混合物
(Chromium And Chromium Compounds)

鉻和它的混合物在工業上的用途甚廣，皆因鉻的硬度甚堅，防腐性強，熔點頗高，同時供應充足。鉻的混合物常見於防銹的鋼具和其他合金製成品，也用於製造玻璃、磚塊和陶器。根據統計數字顯示，在鉻酸鹽製造廠工作的人，比常人患肺癌的機會稍高；同樣在鉻電鍍或合金製造廠的工人，也會遇到同等的危機。

辦公室內患癌的危機

上述的各種危機都是和工業有關；在辦公室工作的職員也會在緊密封閉的環境下，遭遇到另一種危害健康的化學物質。雖然它們導致癌病的機會並不明顯，但也引起醫護人員的關注。

除了確保工作環境空氣調節得宜外，辦公室的職工亦應注意其他污染室內空間的途徑。例如，現今廣泛地使用的複印機，便可構成一個細小潛伏性的導癌危機。問題的關鍵有二：（一）臭氧(Ozone)的形成；（二）黑炭的污染。

複印機在運作時，强烈的電壓使空氣裡的氧氣變成臭氧，產生一種汗味的刺激性氣體，可能導致細胞核突變，最後產生癌病。這種異味並非表示臭氧已達到危險程度，但提醒我們要保持工作環境空氣流通，經常維修機件，務使機内的隔濾器能阻止臭氧散播在室内的空間。

複印機内設有調色的器材(Toner)，含有精細黑炭的粉末(Carbon Black Powder)。這類化學原料常含有雜質，可導致細胞核突變，但它構成的危機並不大，祇要維修技工在更換調色器材時，切勿忘記配戴口罩。

其他辦公室裡可引致癌病的化學物，包括多氯二苯基(PCB：Polychlorinated Biphenyls)和甲醛(Formaldehyde)，都是現今流行使用的無碳成分的複印紙裡所隱藏的原料。

總結

我們若要避免患上職業性的癌病，便要減少接觸國際研癌機構(IARC)所公佈的致癌金屬化學物、塵埃、纖維及其他危險品。下列預防措施是員工們應該要小心遵守的：

（一）穿著保護性的衣服。

（二）如工作需要暴露在有危機的空間，最好配戴面罩或呼吸器材。

（三）小心分開工作時所穿著的衣服，切勿和日常衣著放在一起。

（四）在穿著或脫掉工作制服前，應謹記使用吸塵機或清水除去身上的塵埃和污物。

（五）不能清洗的污物，便要依照規定的方法處置。

（六）僱主應請教工業職工安全及衛生管理局，認識工作環境上可能遭遇的問題，並實行各種可行的預防措施，務使員工盡量減少接觸危險的致癌物。

（七）向員工提供一切的預防方法，並督促他們遵守規則。

第十二章

家居環境和患癌的危機

Home Environment and Cancer Risk

科學日新月異，人們的生活質素也不斷地改變，但是當我們冷靜地思索時，試問目前家居的環境，是否比以前更安全和更健康呢？這篇文章是討論一些家居環境，可能和癌病的危機有密切的聯繫。爲了簡化學術性專用的名詞，筆者祇能握要地介紹事情的真相和面對的問題，好讓讀者認識目前自己的處境。

電磁場(Electro – Magnetic Field)

研究癌病流行學的學者，近年來不斷探究一個重要的課題，就是居住在高壓電纜附近的市民，是否會遭遇癌病的危機呢？目前初步研究結果顯示，電磁場和癌病是有聯繫的，尤其是患血癌、腦癌或乳癌者較爲明顯。但是，現正居住在有電纜橫跨屋外木柱的市民，請不用驚惶失措，因爲科學家尚未能證實或推翻上述的推論。在真相未明朗前，專家的忠告是審慎地避免接近電磁場的地方。

家居的空氣情況

居室内空氣的污染，大多數來自香煙的煙霧，游蕩於空間的病菌，或是燃燒後的副產品，這些污物都是有機(Organic)的混合物，可危害人體的健康，更可能會導致癌病的產生。污染的空氣對呼吸系統有不良的影響，經常刺激着器官裡的黏膜，使皮膚、眼睛、鼻腔、咽喉、氣管等作出反應，造成過敏、作悶、頭痛或呼吸困難的症狀。

研究顯示家居空氣污染也可能來自建築用的材料、清潔劑、油漆和溶劑。它們可能含有四氯化碳(Carbon Tetrachloride)或苯(Benzene)等導癌化學物。市民往往有一種錯覺，以爲清潔劑的去污力愈强愈好，但疏忽了安全的重要性。原來這些具備工業性威力的清潔劑，可能也含有導癌的化合物。

每年有不少新產品投入市場，它們所含的化學混合物，可能在多年後才對人體造成傷害。因此，該等產品在潛伏期內會危害多少市民，實在使消費者擔憂。要解決這問題，政府有關部門應檢查製造廠的產品，並經常進行各種重要的試驗，確保消費者的安全。市民也要提高警覺，學習辨別產品的可靠性。

若要保障自己的安全，消費者在選購產品時，首要工作便是辨別貨品裡是否含有導癌的化學物質。倘若所需的清潔劑或是家用的修補工具含有危害健康的原料，而又没有其他選擇，使用時便要額外小心，依照說明書上的指示，盡量保持工作地方空氣流通，減少與該種物品接觸的機會。

鐳射氣(Radon Gas)

鐳射氣，又名氡，是一種無色、無味的放射性氣體。它是大自然裡製作鈾(Uranium Formation)的產品。非吸煙者患上肺癌，便是和肺部吸入鐳射氣有關連。換句話說，導致人類肺癌的形成，香煙是首要的因素，而鐳射氣可算是第二席位的兇手。

鐳射氣通常是從地上的裂隙竄出來,到達大自然的空間。在居室裡，它可從地基的裂縫滲出，或是由排污水渠道和抽油煙機運作時冒出來，漸漸凝聚在居室的空間。

根據保護環境事務處最近的一份報告顯示，美國幾乎每個家庭都沾有點鐳射氣，幸好有大約九成的住家裡，其成分並未達到危險程度。估計目前美國約有八百萬住户是建立在含有危險程度的鐳射氣污染的土地上，確令人擔憂。費城的東部、紐約、新澤西、馬里蘭和蒙大拿、北達科他、科羅拉多及華盛頓州某些地方，都被視爲嚴重污染的地區。最可怕的是這些所謂「熱點」(Hot Spot)仍不斷地在美國被發現出來，情況嚴重，有增無已。

住家裡鐳射氣含量的多寡，往往和三個重要因素有關連：

(一)鐳射氣鑽入居室空間的總量；(二)氣體滲入的速度；(三)家中空氣調節的效能。換言之，室內的污染程度，有賴於鐳射氣進入和溜走的情況而定，祇要用特別儀器測量便可得知。專家勸諭居民如住在含有鈾量頗高的地帶，便應該定期邀請政府或私人機構檢查區內的鐳射氣污染情況。

一旦發現居室裡鐳射氣含量頗高時，便要請專家設法在空氣調節系統上安裝特別的儀器，務求盡量改善污染的情況，確保居民的健康。

水

專家告訴我們，凡是居住在食水污染的地方，患上胃癌、腸癌和泌尿系統癌病的個案較多。

食水污染主要來自工業的廢料，如化學物質、氣體、塑膠等。其他的途徑則可能是家居的污水、農場的排泄物及殺蟲劑等化學藥物。化學物質污染了食水，可導致癌病的產生，包括有石棉(Asbestos)、溴仿(Bromoform)、苯(Benzene)、乙烯氯(Vinyl Chloride)、四氯化碳(Carbon Tetrachloride)、二氯化甲醚(Bis - Chloromethyl Ether)、氰化物(Cyanide)、多氯二苯基(PCBs: Polychlorinated Biphenyls)等。致癌的金屬物質卻包括有砒霜(Arsenic)、鎘(Cadmium)、鉛(Lead)、鎳(Nickel)和水銀(Mercury)，它們分別來自工廠製作過程、土壤的滲流和山石的礦物質。還有一點值得一提的，便是食水有時也會被含有硝酸鹽(Nitrates)的物質所污染，當它進入人體後，轉變爲一種名叫亞硝基胺(Nitrosamines)的致癌物。

含有放射性的物質，如鐳(Radium)和鍶(Strontium)，有時由於工業、醫院或核能製造廠沒有妥善地處理廢物，也會使食水受到污染。近年來，政府不斷呼籲化學工業的主管人，協助社區減少食水受污染的程度，以保護區內居民的健康。不過，更改工廠的運作是需要支付龐大的金錢，資方往往因爲這個問題而遲遲未有採取積極的行動，而居民便要耐心地等候事情的改進。

科學家承認食水污染所造成的致癌危機是很難定斷的，即使導癌物已肯定是存在於染污了的食水。目前解困的首要方法是認識事情的真相，繼而採取防備的措施；進飲清水製造廠的樽裝開水，或是在家裡設置有效的濾水器，都是明智之舉。

微波爐(Microwave Oven)

微波爐可算是現代廚房裏的必須品。近年來，它的設計和安全已經達到相當完善的地步。若依照指示使用，它不單可以節省能源，同時也可以減少損毀食物裡的營養。在日常烹飪過程中，食物裡的維生素和蛋白質，由於接觸高溫較爲長久，流失量頗多。微波爐是由食物内産生熱能，烹飪時間短促，因此食物養料得以保存。

輻射是以波(Waves)或粒子(Particles)形式發出的能量。微波爐便是利用波的形式産生熱能，亦可稱爲「非離子化輻射」(Non－Ionizing Radiation)；和 X 光的「 離子化輻射 」(Ionizing Radiation)相比，它損毀的潛能則輕微得多了。話雖如此，在動物的實驗室研究，就算是「非離子化輻射」也非絕對安全；一旦輻射能過多，也可造成各類組織的損傷。因此每當我們在家中使用微波爐時，便要提防輻射能洩漏。

時至今日，製造微波爐的技術先進；爲了防止輻射能外洩，爐門是安裝了雙重的關鍵，並設有保險的線路，就算一個關鍵失靈，微波爐也立即停止運作。專家告訴我們，每當一部健全微波爐運作時，在它一呎内的範圍仍然有些微的輻射能。因此，我們在使用它時，最好站在兩呎以外的地方。

家居清潔劑(Household Cleaning Products)

每當我們選購家裡使用的清潔劑時，首先要看清楚標籤内的成分說明，是否含有苯(Benzene)、四氯化碳(Carbon Tetrachloride)或過氯化乙稀(Perchloroethylene)這幾類的化學物質。

苯被認爲可能是導致血癌的一種危機因素，特別是工業上使用的原料，含苯量頗高，再加上工人接觸它的時期頗長，危險性便顯得令人擔憂。在煉油廠和使用焦煤火爐工廠裡的工人，便要提高警覺。

根據可靠的報道，汽油大約含有百分之八的苯量，家居使用的清潔劑、去污劑或膠黏貼劑，也經常含有苯的成分。它普遍存在鞋業製造時使用的膠水，也可能隱藏在墨汁、油漆和殺蟲劑裡。

四氯化碳和過氯化乙烯這兩種化學混合物，最近也被列爲致癌物。一些家用清潔劑可能含有該等化學物，因此消費者在購買時，最好選擇沒有上述成分的清潔劑。

棉織物、塑膠和絕熱材料

要辨別家居裡的建築材料是否含有致癌的化學物品，是相當困難的。話雖如此，專家仍能清楚指出一些人工合成的塑膠、纖維和橡膠的製成品，是含有導癌的化學物質。政府由於認識到工人和消費者長期接觸這些產品，存在危機，便立下許多規例加以管制；消費者知道產品存在的危機，也會盡量減少使用。最好的一個例子，便是我們熟識的壓克力纖維(Acrylic Fibers)，它是由一種導癌的化學原料「丙烯腈」(Acrylo – Nitrile)所製成的。壓克力纖維已廣泛地使用在製造塑膠的餐具、食物和飲料的包裝、玩具、行李箱、汽車零件、電話和其他普通小型的器材。居住在這些工廠附近的人，是會從肺部吸入，或從皮膚的接觸，讓「丙烯腈」進入人體內。

另一種危險的原料是石棉(Asbestos)。大量吸入石棉纖維，可引致廣泛性的肺塵病(Asbestosis)。兩邊的肺組織，都顯示着慢性發炎的跡象，留下來的疤痕會損毀呼吸系統的功能。石棉纖維常被用來製造鋪地的材料，絕電緣或絕熱的原料，也有用於鋪設地面或天花板的瓦片、填隙物(Caulking)、汽車的離合器(Clutch)、制動機內層(Brake Linings)、塑膠、棉織品和其他防火的材料。

石棉在家居環境造成最大的危機是潛伏在絶電緣和絶熱的原料，也可能隱藏在地面或天花板的瓦片。在改建或修理住屋時，一旦需要拆毀這些舊物，便是石棉纖維最容易散播的時機，長期吸入，會造成惡果。

多氯二苯基(PCBs:Polychlorinated Biphenyls)是非常惡毒的化學混合物，可危害人類的健康。實驗室的研究結果顯示，它潛有導癌的性能。在家居的用品裡，它是存在熨衣板的套子、帳蓬（防火作用）、油漆裡的添加劑和保護性的亮漆等。

甲醛(Formaldehyde)也是危害健康的另一類化合物，可刺激皮膚、眼睛、鼻子和咽喉，更可導致有嚴重敏感的反應。它使實驗室的動物長出腫瘤，但對人類的影響尚未明朗。甲醛常見於壓搾的木材(Pressed Wood)，如纖維板(Fibre – Board)、微粒板(Particle Board)、夾板(Plywood)等。它也存在紙巾、牛奶紙板盒、除臭味的用品、家具及免漿熨的衣服。（讀者請放心，存在免漿熨衣服的甲醛成份稀少，不會造成惡果。）其他含有甲醛的產品，包括有新汽車內部裝飾、洗髮水、牙膏、室內鑲板和絶熱設備、地毯、廚櫃、櫃面板、氣爐冒出來的氣體、焚化爐和汽車排氣管排出的廢氣。

因此，我們應該注意居室空氣裏的甲醛成分，並要設法保持空氣流通，尤其是在悶熱和潮濕的日子。倘若家裡甲醛問題没法解除，便應安裝空氣過濾器，以策安全。

塑膠是由一種名叫「乙烯氯」(Vinyl Chlorides)氣體合成的。它和自己最終的製成品——「多乙烯氯」(PVC:Polyvinyl Chlorides)都被認爲是致癌物。後者常見於食物的包裝，如塑膠樽、發泡膠盒等。

美容用品(Cosmetics)

許多女性美容用品，包括唇膏在內，含有極少份量的甲醛，理應不會令消費者擔憂。然而，科學研究者曾發現美容師的患癌率稍增。目前市面上銷售的化裝品雖然大多數都是安全的，但仍有少部分產品，如指甲堅硬劑(Fingernail Hardeners)，是含有較多的甲醛，宜應避免採用。

一種含有「甲氧次酚基二胺」(4 – MMPD：4 – Methoxy – m – Phenylenediamine)，的持久性染髮水(Permanent Hair Dyes)，曾被數百萬名婦女採用，現在科學家卻懷疑是一種致癌物，可能和乳癌及膀胱癌有聯繫。有些人建議製造商應在產品的標籤上，說明4 – MMPD 的存在及可能有致癌的危機，正好像今天香煙盒上印有警告字句一樣。這種建議當然受到廠商們强烈反對，但也有不少製造商自動除去這類成份。目前最佳的對策，便是勸籲消費者（尤其是女性們）在採購染髮水時，應小心閱讀標籤上的成份，辨別清楚產品是否含有上述的危險化學物質。

油漆、添稀水和去漆水

二氯甲烯(Methylene Chloride)是今天市場上最佳的一種去油漆化合物(Paint Remover or Stripper)，也是殺昆蟲、油漆和潤滑噴霧劑的一分子(Aerosol Propellant)。在這幾類產品當中，以去油漆劑所含的二氯甲烯爲最多，高達百分之五十至九十；部分油漆噴霧劑也含有百分之三十三的二氯甲烯。

實驗室裡作試驗的老鼠，若在高度二氯甲烯的環境中太久，是會長出肺癌。假如人體對二氯甲烯的反應和老鼠相同，那麼家居日常接觸含有該種化合物的用品，也會導致癌病的危機。

消費者面對這個問題時，最好是盡量避免採用。其次便是在使用時，配上面部護罩和手套，減少接觸二氯甲烯。同時要留意一點，在使用含有這種化合物的噴霧劑時，應該保持室內空氣流暢。專家建議家用的噴霧器最好改爲唧筒式的噴器 (Pump Sprays)，或是其他形式的水劑供應器(Liquid Dispensers)。

園藝的化學劑和殺蟲劑

大多數的商業殺蟲劑都是貯藏在噴霧式的罐子裏，內含有「 霏安 」(Freon)作爲推動劑。很可惜，實驗室裡的動物研究結果顯示，「 霏安 」和肝腫瘤是有連繫的。更甚的是噴霧劑裡也常含有「 氯化碳 」(Fluorocarbons)。噴出後，瀰漫在空氣裡，可損毀環境生態，使臭氧層稀薄，讓更多的紫外光接觸皮膚，造成更多皮膚癌。

許多食物本身含有些微的砒霜(Arsenic)，但這種有毒的化合物亦隱藏在一些殺蟲藥、陶器、油漆、染料和防腐劑裡。據專家研究顯示，大量接觸砒霜化合物，可導致肺癌、淋巴腫瘤和其他癌病。這驅使我們在使用殺蟲藥時，應該小心辨別是否含有這種毒素。

在清除園子裡的雜草時，有些人會選用商業性的「去莠草劑」(Herbicides)，內裡可能含有一種名叫「大安仙」(Dioxin)的雜物，可導致癌病的產生。在選用這一類的化合物時，我們便要額外小心。

上面祇引述一些普通園子裡常用的化合物、去莠草劑和殺蟲劑，其他也會造成癌病危機的化學混合物計有：Ethylene Dibromide(EDB), DDT, Aldrin, Dieldrin, Heptachlor 和 Chlordane。幸好政府有關部門已認識到它們可能危害人們的健康，因而立例禁止銷售或管制使用方法。

第十三章

運動和患癌的危機

Exercise and Cancer Risk

運動能增強人體健康，是無可置疑的。它不單增添生活情趣，同時也使精神煥發起來。對許多疾病而言，運動可能是預防，或甚至是治療的一個有效途徑。

據科學研究顯示，運動可以增強我們心肺的功能、降低高血壓、有助第二類型的成年人糖尿病患者控制血糖。經常運動，可使骨骼強壯，延緩骨質疏鬆的過程，也可使肌肉、肌腱、韌帶和關節保持良好狀態，還可以幫助腸胃蠕動，避免便秘之苦。

運動使體內過剩的脂肪自然消失，使失眠人士獲得安睡，令人神智清醒和增加自信，更可加強體內免疫系統的運作。

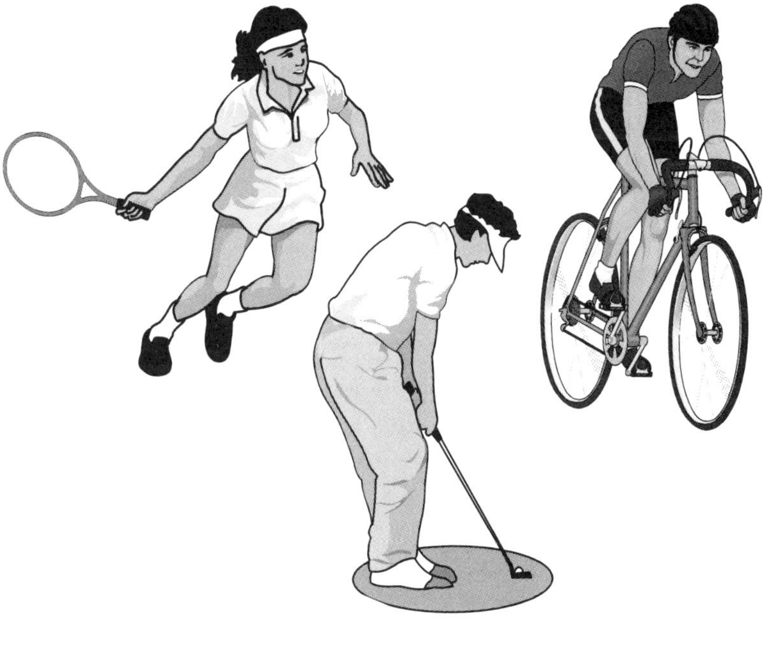

科學研究顯示運動對預防癌症是有益處的。

運動可改變患癌的機會

目前醫學界人士已經擁有幾個可靠的研究報告，證明適量的運動，往往能改變患上幾種癌病的危機。舉例來說，美國哈佛大學公共衛生研究院裡的勞斯・費斯克醫生(Dr. Rose Frisch)便做了一份相當有趣的報告。她挑選了五千三百九十八名於一九二五年至一九八一年在該校畢業的女生，分析她們多年來的運動情況，列入「活躍者」(Physically Active)和「安逸者」(Sedentary)兩類。前者患子宮癌、子宮頸癌、卵巢癌和陰道癌的機會，比後者少兩倍半；活躍者患乳癌的比安逸者也少兩倍。最奇怪的一點是，不論兩者是否染有吸煙的惡習，或曾服用避孕丸和絕經後的雌激素，或擁有家族人員患上同樣的癌病，兩組的比率維持不變。

勞斯・費斯克醫生在總結時還强調一點，活躍者並不需要天天進行劇烈的運動，祇要持續隔週參加舞蹈、排球、籃球、游泳或田徑等活動即可。

許多科學家相信，若要有良好的效果，運動量要適中，更要持之以恒，最好還要盡早養成這種好習慣。就以上述的研究報告顯示，那些自中學開始便經常運動的校友，日後當然有更佳的健康狀況。

運動爲甚麼能減少患癌的危機呢？這仍然是一個謎。一說是活躍的女士產生較少的雌激素，因此她們患上對這種激素特別敏感的癌症便相繼減少。另一說是喜歡運動的婦女比較關注自己的健康，因此在食物方面，她們會選擇較低脂肪的食品、較高纖維和複雜性的碳水化合物（澱粉質）。同時，隨著年齡的增長，她們仍會保持運動的習慣。

另一組流行病學的研究者，最近曾將不同工作性質的男士作一比較，發現活躍者比安逸者較少患上大腸癌。專家的推理是運動刺激腸裡的肌肉收縮，等待排出體外的廢物常含有導癌的物質，便能及早推出。大腸内的黏膜和這些毒素接觸機會因而減少，患癌的機會相繼下跌。

還有一點值得提出的，便是運動會帶來心理上的得益，可以保護免疫系統受到不同壓力的折磨。運動種類繁多，包括日常的健身操、游泳、網球、緩步跑和其他隊制的體育活動。這些運動，一方面可以舒筋活胳，另一方面則可以消除緊張，減少憂慮，改進自己的形象。有些醫生還進一步稱運動爲一種輕量級的抑制憂鬱的良藥。有些專家還喜歡將運動或體育和東方人士的冥想（Meditation）比擬，二者都能夠使身心舒暢和健全。抑鬱能損害免疫系統，這是無可置疑的事實。運動可以減輕或甚至排除抑鬱，間接地保障了免疫系統的正常運作。

神奇的熱能

一般而言，每當病菌侵襲人體內，免疫系統自然會派出士兵對抗外來者，廝殺一番後，將敵人包圍和殲滅。患者經過高溫的階段後，便進入康復的路程。換句話說，病者發高熱並非一定是壞事，可能是免疫系統發揮功能的一種表現。劇烈運動後，體溫便會輕微上升。有些醫學界人士還聯想到這種體溫提升，可能是免疫系統運作後的一種徵狀。

遠在十九世紀的末期，美國紐約市內的紀念醫院（Memorial Hospital）有一位名叫威廉・古里（William Coley）的外科醫生，他曾察覺到有些癌病患者，在一場細菌感染的戰鬥後，倘若沒有死去，那腫瘤竟從此停止惡化，或甚至逐漸自動消失。古里醫生肯定細菌感染和癌細胞的生長，必定有一種奇妙的關係。他於是大膽地將一類鏈球細菌（Streptococcus）注入一些末期癌病患者的體內。稍後，病者感到寒慄、冒汗和發熱。經過一場搏鬥後，病者平靜下來，腫瘤縮小，最後有些甚至完全消失。從醫學的觀點來說，這是一種典型的免疫例子：細菌用作疫苗（Vaccine），注入人體內，刺激免疫系統一連串的運作，抗拒外來的侵害者，最終完成殲滅的任務。由此可見，發熱雖然不是直接對抗癌細胞的活動，但可能具備一種治療的功用。假如這推論是準確的話，運動後所產生的熱能，豈非有助免疫系統發揮其功能？

結論

目前科學家正埋頭苦幹鑽研運動和防癌的聯繫。雖然他們對這個課題的認識有限，但早期的研究報告，都顯示著運動對防癌是有益和有建設的。

就以上述的資料來作個總結，我們知道經常作適量的運動，可使身體强健。開始運動時，切勿操之過急，每週先作兩次，每次大約十五分鐘。習慣後，逐漸增加次數和延長運動時間，直至每週四次，每次至少三十分鐘。在正式進行運動之前，先要「熱身」(Warm Up)，之後則要「冷卻」(Cool Down)，以待復元；兩者都需時五至十五分鐘，讓筋肌和心肺功能適應。

運動方式要簡單，也要有趣味。步行可算是老少咸宜，也是最經濟的一種運動。近期一份研究報告指出，每天步行兩英里，不要太急促，也不要太緩慢，可帶來美好的成果。這種步行方式已取代盛行一時的緩步跑，成爲目前最受歡迎的一種健康運動。

話雖如此，任何人士，尤其是患有疾病的人，如高血壓、糖尿病、心臟病等，在選擇健身運動前，必須請教自己的醫生，並依照指示進行。適量的運動可以强壯身體，可使精神愉快，或許還有防癌的作用呢！

癌症自我檢查

Self - Examination For Cancer

預防勝於治療，癌症若能及早診治，痊癒的機會便會大大提升，因此定期作自我檢查無疑是最佳良策。

一般人對乳腺、睾丸和皮膚的自我檢查方法較爲認識，也是經過專家深入研究後，證明是可行和有效的。事實上，許多癌症的個案都是由患者自己首先發現，才經醫生檢查和診治。因此，在推行預防癌症或及早診治腫瘤的工作時，應以教育大衆作爲重點，指導他們認識和實習自我檢查的方法，才是明智之舉。

下列數章談及癌症自我檢查的各種詳細資料。

第十四章

自我檢查乳房法

Breast Self - Examination

自我檢查乳房對任何年齡的女性都是有益的，特別是年逾三十歲的婦人尤爲重要，因爲乳癌大多數發生在這組年齡的人士。

下面介紹自我檢查乳房的方法，都是美、加癌症協會極力推薦的。

對一般經期準確的婦女，選擇自我檢查乳房的時間，應在月潮剛完結後的日子。經前由於體內女性荷爾蒙轉變的影響，婦女通常感到乳腺腫脹和疼痛，不便用手觸摸。絶經後的婦人，卻可選擇任何一個方便的日子，如每月的第一天，或最後的一天，或甚至自己生日的一天，養成這種定期檢查的好習慣。

自我檢查乳房的方法

婦女們必須在每月裡選擇一天，作自我檢查乳房一次，方可收到預防乳癌的功效。

（一）首先站在一塊直立的鏡子面前，細心觀察自己的一雙乳房，雙臂輕放在身體兩旁（圖一 a)，繼而高舉雙臂（圖一 b)，身子左轉看一看，然後右轉也

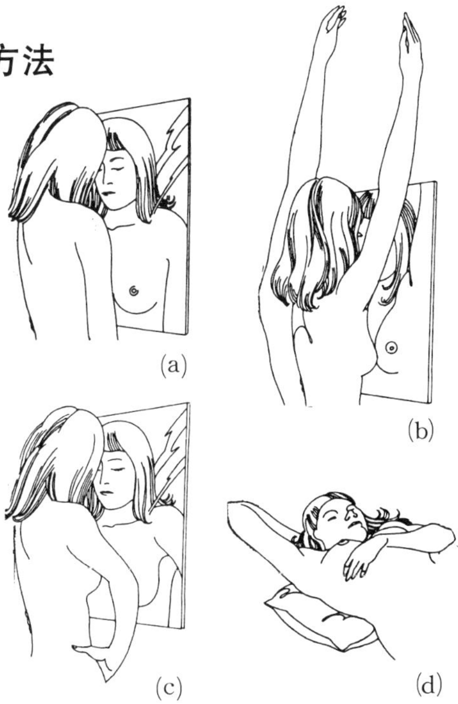

(a) (b) (c) (d)

圖一：自我檢查乳房的步驟

瞄一瞄。最後，望著鏡子，將上身向前稍彎下(圖一 c)，而雙手卻緊壓着髖部(俗稱「兩手叉腰」)。這一連串轉換位置的目的，在於觀察乳房部位是否有任何異常的現象：如斑塊、紅腫、凹凸、皺紋，形狀大小的改變，乳頭裂傷或縮進等。

（二）站立觀察後，便輪到躺下來觸摸檢查。挑選一處清靜和舒適地方，如自己的床上，或是浴室的地上，悠閒地平卧着。有些婦女卻喜歡在淋浴前，先觀察乳房，然後在清洗時，順便觸摸各部位，亦無不可。

（三）躺下後，首先讓左邊乳房平伏在胸前(圖一 d)。身體向右微側，左手提高放在腦後。乳房豐滿者，可在左肩下放置一個枕頭，或是用右手將左乳提升起來。

（四）觸摸乳房的技巧有多種，主要目的是檢查整個乳房，不要遺漏任何一部分。圖二顯示規律性的觸摸，可以由上至下，由左至右；也可以螺旋式，由外圍開始，逐漸縮至乳房的中心；

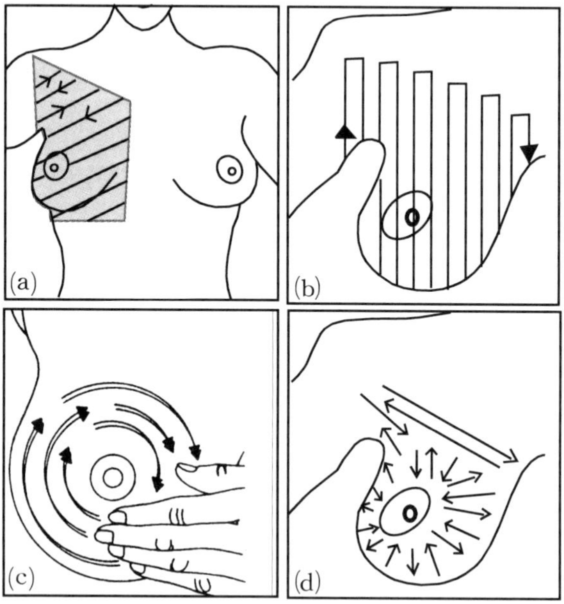

圖二：自我檢查乳房的各種方式

更可以像車輪的輻條，由外向內，或是由內向外，反覆來回，直至整個乳房都被觸摸。

（五）將右手的掌心放在左邊乳房，用中間三隻手指撫摸。專家建議用一些滋潤的油或肥皂水塗在皮膚上，手指可在乳房上順暢滑溜。（圖三 a ）

（六）手指的動作，可以在每一部位打細小的圈子，面積仿如一角硬幣，也可以採用螺旋式的滑溜(圖三 b)。最重要的是乳房每一角落都要觸及，包括腋窩。在撫模時，手指的力度有所不同。在觸摸皮膚時，力度最輕；檢查乳腺組織時，指力要稍大一點；胸部肌肉深藏在乳腺之後，若要觸及，指力便要加重，但切勿用力過度，導致疼痛，嚇退自我檢查的勇氣。

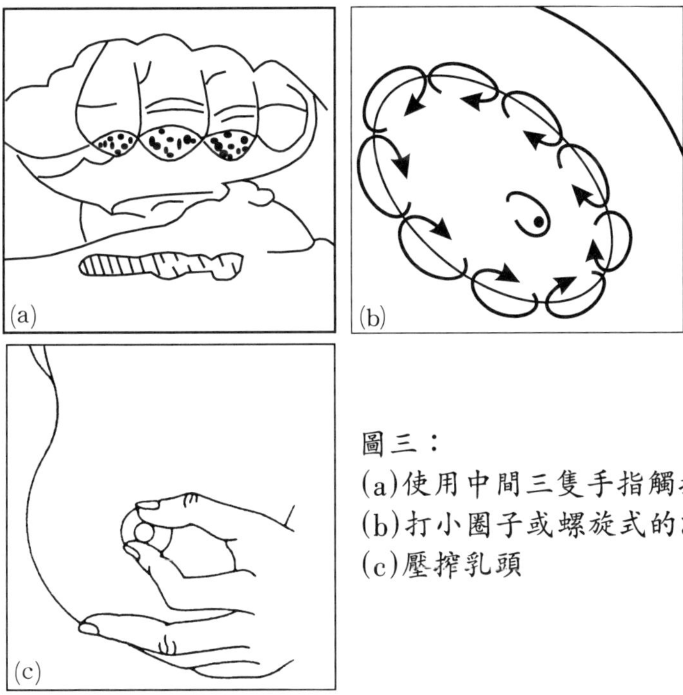

圖三：
(a)使用中間三隻手指觸摸
(b)打小圈子或螺旋式的滑溜
(c)壓搾乳頭

（七）最後一步便是檢查乳頭(Nipple)。在乳暈(Areola)的地方，用拇指和食指稍施壓力，許多婦女都會搾出些微的白液。流出來的液體如含有血液或臭味，便表示乳腺有毛病。

（八）左邊乳房檢查完畢後，便輪到用左手去觸摸右乳。一般來說，每邊的檢查，需時約兩分鐘。巨大的乳房由於面積和體積都龐大，便需要更長的時間去觸摸；指力的運用，則需要更多的練習。

（九）早期練習自我檢查乳房，可能遇到困難，因爲不懂得甚麼是正常，甚麼是異常。俗語有說：「熟能生巧」，初學者，不妨每週檢查一次，可能會發現有微粒散佈在兩邊乳房内，也可能在週期前有疼痛的現象。最好的習慣，便是將自己的檢查結果，用圖畫記錄下來，並加上一些說明，留待他日比較。

（十）熟習後，每月定期檢查一次已足夠。一旦發現硬塊，或是有異常的轉變，便應及早請教家庭醫生。假如擔心自己檢查方法不正確，也可要求醫生指正。

請謹記一點，自我檢查乳房並不能替代每年醫生的例行檢查，也不能忽略定期的乳腺 X 光檢驗(Mammogram)。三者共同進行，便是目前預防乳癌的最佳對策。

第十五章

自我檢查睪丸法

Testicular Self - Examination

睪丸癌雖然是一種較爲罕有的癌病，祇佔男性所患癌症總數不足百分之一，但是自我檢查睪丸卻有其重要性。根據統計數字顯示，年齡介乎二十至三十五歲之間的男士，尤其是白種人，睪丸癌是相當普遍。

陰囊內的腫瘤，除睪丸癌外，還有其他良性的腫物(Benign Swelling)需要逐一辨別清楚。近年來，許多睪丸癌的個案，大多數都是患者自己首先察覺，可見自我檢查睪丸的重要性。專家告訴我們，睪丸癌愈早被診治，痊癒機會愈高。因此，正確地實習自我檢查睪丸，說不定會挽回我們寶貴的性命。

每月自我檢查睪丸一次已很足夠，也是輕而易舉的事，方法如下：

(一)在熱水浴後，陰囊的皮膚最爲鬆弛的時候去檢查睪丸，是最適當的。站立或躺下來查察都是可行的方法，視乎自己的喜惡和方便。

(二)睪丸位於陰囊兩方，通常人們習慣用右手檢查右睪丸，左手檢查左邊。食指和中指托着睪丸的下方，拇指卻放在上方。整個睪丸便在三指間轉動，直至所有部位都被觸摸及。(圖一)

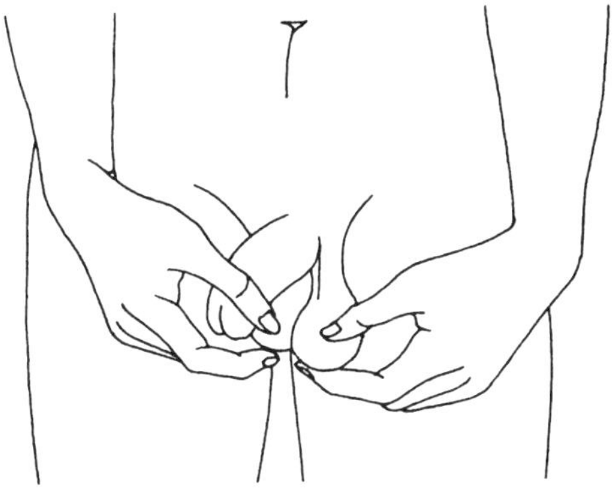

圖一：自我檢查睪丸

（三）要注意兩個睾丸的大小和形狀。有些人的睾丸大小，左右可能有多少分別，左睾丸的位置比右方稍低，這並非異常的現象。認識正常的情況，稍有異樣，便容易分辨出來。

（四）一般而言，檢查時要注意睾丸的體積、形狀、堅度和對壓力的感受性。

（五）自我檢查睾丸應每月進行一次。它因為不受週期性荷爾蒙的影響，所以不像女性的自我檢查乳房，無須擇日查察，需時不會超過一分鐘。

（六）睾丸癌初期的徵狀，是長在睾丸表面的一粒像小圓石的腫瘤，無痛、容易觸摸。間有腫瘤生長在睾丸裡，難以發覺，幸不普遍。到了後期，患者可能感覺到腹股溝部位或陰囊有拖拉和隱痛的現象。

（七）有時候，睾丸發炎（如生痄腮）也會造成陰囊腫脹和疼痛。因此，不是所有痛楚的睾丸腫瘤都是癌病。

（八）檢查睾丸，首先要認識它的生理構造(圖二)。附睾(Epididymis)是連接睾丸和輸精管的彎曲管道，位於睾丸的內上方。輸精管有厚的肌層，直上腹股溝，容易觸摸。

附睾之上圍繞着一簇靜脈，仿如一團小蟲，是擴張的血管，除偶有疼痛不適外，平常無症狀。有了上述基本的生理認識，在檢查睾丸時，便知道腫瘤是起自何處。稍有異樣，應及早告知醫生，切勿延誤。

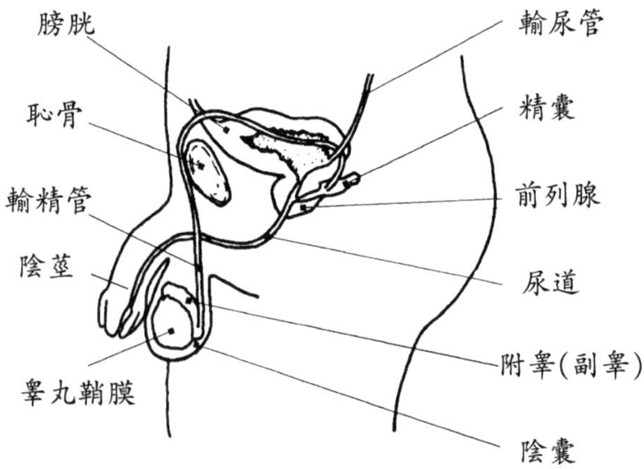

圖二：男性生殖器官

第十六章

自我檢查皮膚法

Skin Self - Examination

皮膚好像其他人體器官一樣，也可以長出原發性的癌病。其實人類最普遍的癌病便是皮膚癌(Skin Cancer)。根據最近統計的數字顯示，美國每年診斷約有七十萬個新患上皮膚癌的個案，而加拿大也有七萬五千多宗。由於衆人特別嚮往曝曬得來的褐色皮膚，換來的結果便是皮膚癌（特別是「黑素瘤」Melanoma)的病發率急劇上升，使醫學界人士震驚。幸好，皮膚癌若能及早診治，痊癒機會甚高。由此可見，在預防及發現皮膚癌的工作中，首要的任務是讓普羅大衆認識清楚防癌的措施和如何自我檢查皮膚。據研究顯示，皮膚專家做一個皮膚檢查，其所收到的效果，好比乳房 X 光造影檢查(Mammogram)和子宮頸抹片檢查(Pap Smear)揭發乳癌和子宮頸癌一樣那麼靈光呢！

在日常體格檢查時，醫生甚少刻意視察病者全身的皮膚。因此，最早發現皮膚出了毛病的人便是患者。自我檢查皮膚不單對男女老幼都有好處，特別是年齡超過三十而皮膚色素是較爲皙白的人士尤爲重要。

自我檢查皮膚要做得妥善才能收效，應自頂至踵有系統地視察，切勿草率了事，特別留意容易曝光的位置，如鼻子、臉頰、唇、耳朵、前額、頸、肩、手臂、上胸和手背。

檢查皮膚時，應注意些甚麼呢？一般來説，應留意它的色澤、潤滑、條紋和異樣。較後期的徵狀，包括有硬塊、皮膚粗糙或潰瘍。破損的地方，結了痂後又容易再次潰瘍，或是久久不能痊癒，都值得關注。最重要的是，我們要謹記著所有皮膚癌的開始，都是從細小無痛癢的腫瘤而起，然後逐漸擴大、硬化和凸出皮外。其色澤呈紅或灰紅，光亮如珠。有些被淺紅或紫紅的靜脈橫過其表面或圍繞著四周；有些表皮潰瘍，滲出血水，或是結痂不成，傷口沒法復合。惡性的黑素瘤初期祇是一個細小的痣(Mole)，兩邊不相稱，邊界不整齊，其色澤則呈紅、粉紅、橙、藍、棕褐、黑或白多種。後來腫瘤成長起來，速度有時頗快，容易引起人們注意。

自我檢查皮膚的方法

進行自我檢查皮膚前，先要選擇一個合適的地方和準備一些工具。在家居裡，光猛的睡房或浴室裡設有一個全身的鏡子，是最理想的地方；再加上一塊手提的鏡子及一面放大鏡，便足夠進行一個妥善的檢查。

（一）寬衣後，站在可觀看全身的鏡子前，作一整體的皮膚掃描，辨別皮膚的色素和質素，注意力應集中在最常接觸陽光的部位，尤其是一些特別容易衰老的地方。身上的痣也應詳盡記錄。(圖一 a)。

（二）第二步驟便是有系統地視察身體各部位，先以手部爲起點（圖一 b），然後到手臂和肩部，前後左右都要逐一觀察。如遇到可疑的地方，特別是有痣或粒狀的情形時，應用放大鏡看個清楚。視察後，可用雙手輕輕滑過整個手部和肩部的皮膚。有時眼睛看不到的異處，卻可以撫摸到一些稍爲粗糙的部位。通常這種轉變都是一些無關痛癢的皮膚角質增加，醫學稱它爲「角化病」(Keratoses)，但間有癌症先兆的「光化角化病」(Pre – cancerous Actinic Keratoses)。

（三）自我檢查皮膚最重要的一個環節，便是細心觀察最容易生長皮膚癌的部位。先由髮腳開始（圖一 c），從後方移到前方，再由上額遷移到眼、顳（耳前上方的部位，英文名稱是 Temple）、臉頰、鼻、口和唇。男士們尤應注意兩邊的側鬢和面部毛髮下的皮膚。繼而用手指輕摸面部的皮膚，包括下巴、耳朵和頸部，留意任何不平滑的異處。

在洗髮或理髮時，不難觸摸到頭皮上生長著的粒塊，可用兩面鏡子的對照，看清楚異處的特徵（圖一 c）。

頸背和肩膊是皮膚癌的高危地帶，因爲那些部位終年受到陽光的曝曬，便應額外細心地用鏡子去觀察。

（四）人體的背部、臀部和腿背都需要借用兩面鏡子的反

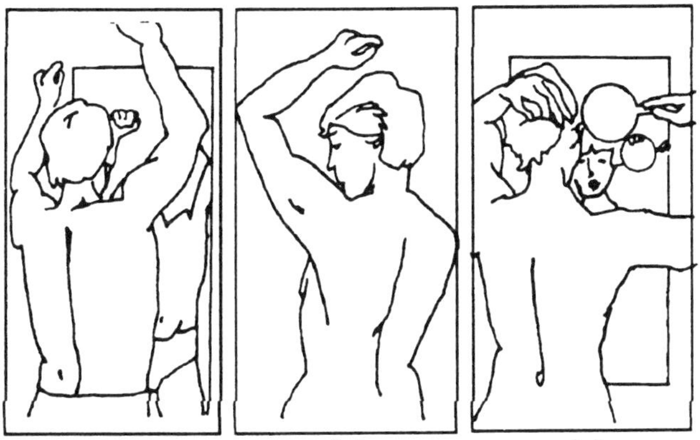

(a) (b) (c)

(a)對著鏡子全面觀看

(b)觀察手臂、肩部和手掌

(c)用手提著鏡子觀察髮線（髮腳）

(d)觀看背部

(e)檢查腳掌和腳趾

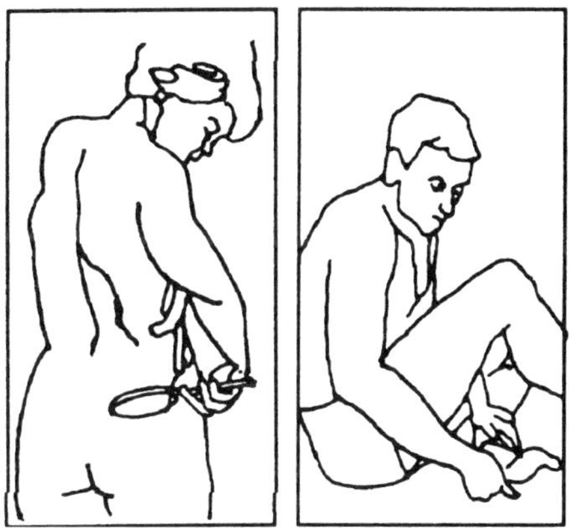

(d) (e)

圖一：自我檢查皮膚的步驟

照，才能看得清楚。如有可疑之處，不妨請配偶、夥伴或朋友代爲覆核。（圖一 d ）

（五）下肢的前方是最容易觀察，但檢查腳掌和腳趾時，便要使用一面輕巧的手提鏡子(圖一 e)。趾甲下任何深黑的部位都應該視察清楚，它可能是惡性黑素瘤初期的徵狀。此外，亦須用雙手輕摸下肢，看看是否有特別粗糙的部位。

在進行自我檢查皮膚時，還須特別注意曾被陽光或放射性治療灼傷的皮膚，看看有沒有新痣或其他不平坦的粒塊長出來。最好將身上的痣用圖記錄下來，同時用尺量度每粒痣的大小，留待日後比較。更好的方法，便是拍照留念，好讓他日那腫塊有任何的變形，都能一目瞭然。勿因輕視那細小的痣，而鑄成大錯。

第十七章

子宮頸抹片檢查的重要性

Pap Smear

「預防勝於治療」這一警句，相信大家都耳熟能詳。從醫學的觀點來看，這是千真萬確的；預防疾病的誕生，也是科學家和醫護人員最終的目的。最成功的例子，莫過於抗天花免疫接種（種痘），多年前已徹底消滅了這可怕的傳染病。很可惜，這種預防的措施，祇能在某些傳染疾病產生功效。對付其他的病魔，祇好在瞭解真正病因後，才設法消滅、排除、對抗或隔絕那些因素。

倘若病因尚未明朗，或是含有多種因素，預防的方法祇能是及早發現疾病的起端。病向淺中醫，痊癒的希望便會大大增加。子宮頸抹片檢查的主要目的，便是希望及早發現女性子宮頸癌的蛛絲馬跡，作出適當的治療。

子宮的生理結構

女性的子宮(Uterus or Womb)，狀似梨子，倒置在小腹之下，位於膀胱和直腸之間。它的下端和陰道相連接，醫學稱爲「子宮頸」(Cervix)。頸腔是一條狹窄通道，經常充滿黏液，其黏性(Viscosity)是循著月經週期而產生變化。宮頸除了一層黏膜外，主要是由肌肉和支持組織所構成的。在分娩時，子宮頸可以極大擴張，讓嬰兒從子宮裡沿著陰道(Vagina or Birth Canal)，投入人間

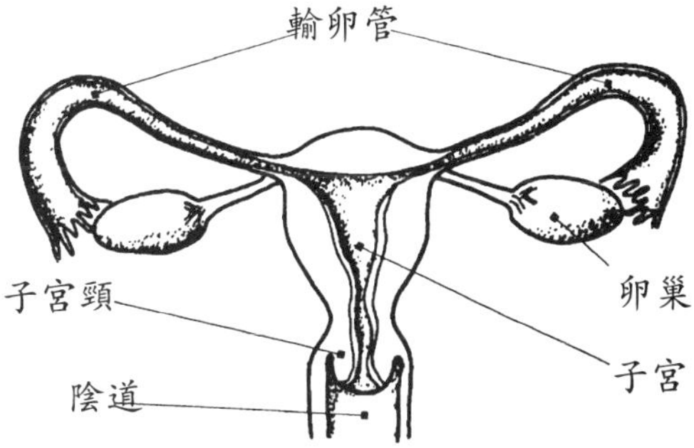

圖一：女性的生殖系統

世界。(圖一)

子宮頸癌的轉變

有些女士們的子宮頸黏膜，受了感染或其他因素的影響，正常的細胞會發生一連串的轉變。這種異常的變化，醫學稱爲「成長不良」(Dysplasia)。這包括細胞的形狀大小和數目。變化程度可分爲三級：輕微、中度和嚴重。在顯微鏡下，這些異常的細胞可能有點像癌性，但不是所有「成長不良」的個案，日後都變成子宮頸癌。祇有一少撮的患者，經過頗長歲月的觀察後，才顯露出癌症的跡象。

子宮頸細胞成長不良的現象，常見於二十五至三十五歲的婦女，但也可以發生在任何年齡的女子。嚴重異常的轉變，往往被視爲「癌病先兆」(Pre – cancerous Stage)，引起患者和醫護人員的憂慮。子宮頸抹片檢查便是目前最方便、安全、經濟及準確的診斷方法，可讓主診醫生跟踪患者的進展。不少的「生長不良」個案是由於病毒的感染；治癒後，異常的細胞也隨著消失。

最早期的子宮頸癌是局限於頸部最上層的細胞，醫學稱它爲「原位性癌」(Carcinoma in Situ)，毒性的細胞尚未入侵更深的組織。它進展緩慢，可維持原狀數月，甚至數年之久。因此，子宮頸抹片檢查是可以捕捉到很早期的癌病。這種情況多見於三十至四十歲的婦女，但也可出現在較年輕或年長的女士們。

當癌性細胞入侵子宮頸部更深的組織，或是伸延到鄰近的器官及組織時，醫學稱它爲「侵襲性子宮頸癌」(Invasive Cervical Cancer)。

專家們深信婦女若能定期接受婦科檢查，包括子宮頸抹片檢驗，侵襲性子宮頸癌是可以避免的。婦科檢查，主要是乳腺和生殖器官兩部位。下體的檢查，目的是探測子宮、卵巢、輸卵管、陰道、膀胱和直腸，確定它們的位置、形狀大小，辨別是否有腫瘤、硬塊或疼痛的地方。除了用手指摸索外，醫生也使用一種窺器(Speculum)，俗稱「鴨嘴鉗」，放在陰道，一方面可以清楚地觀察子宮頸和陰道的頂部，另一方面也可以進行一些手術，如子宮頸抹片檢查和抽取活組織。

甚麼是子宮頸抹片檢查？

子宮頸抹片檢查(Pap Smear)是遠在四十年代的時期，由喬治・柏柏尼科拉烏醫生(Dr. George Papanicolaou)所創立的，目的是盡早診斷子宮頸癌的存在。

檢查的方法是相當簡單而沒有痛楚的，可在醫生診所、醫院病房或門診部進行。醫生利用一支小木棒子、一支棉花棒或一支小刷子，在子宮頸口部位及陰道的頂部，抹下一些細胞，小心地安放在玻璃片上，然後送到化驗所染色，由專家們在顯微鏡下辨別細胞是否正常。

婦女在月經來時是不宜接受這種抹片檢查，最好留待月潮過後的第二個星期進行。

子宮頸抹片報告的改進

當柏氏最初描述抹片裡細胞的形狀時，他分爲五級：

第一級：正常細胞。

第二級：發炎及非惡性細胞。

第三級：異常細胞生長，可能是癌性的先兆。

第四級：原位性子宮頸癌。

第五級：侵襲性子宮頸癌。

目前這種分級方法逐漸被專家們淘汰，因爲許多醫生對第二級至第四級的轉變有不同的認識和見解，常常引起紛爭。爲求達到共識和標準一致，美國國家癌症協會(National Cancer Institute)便釐訂了一個名叫「伯費斯旦制度」(Bethesda System)。報告書裡分爲兩大部分：

（甲）樣本的質素——抹片的質素，有賴於抽取樣本時的技巧和染色的方法。專家在顯微鏡下細察樣本時，首要是評定抹片的質素是：（一）滿意(Satisfactory)；（二）勉強接受(Less Than Optimal)；（三）不滿意(Unsatisfactory)。爲了謹慎起見，不滿意的抹片是沒有價值的，醫生便要重覆檢查一次。

（乙）診斷——在報告書上，專家會描述樣本裡的細胞是屬於：（一）正常；（二）發炎；（三）異常。倘若有不正常的細胞存在，專家會將它們分爲三類：

- 初級鱗狀上皮細胞內變(SIL: Squamous Intraepithelial Lesion-Low Grade)
- 高級鱗狀上皮細胞內變(SIL – High Grade)
- 鱗狀細胞癌(Squamous Cell Carcinoma)

在描述異常細胞時，有些專家卻喜歡引用另一個方法：「子宮頸上皮細胞內的癌變」(CIN: Cervical Intraepithelial Neoplasia)。這種制度也是將異常生長的細胞(Dysplasia)分爲：

- CN1——輕微異常。
- CN2——中度異常。
- CN3——嚴重異常，亦即是原位性的子宮頸癌。

一般專家的報告都喜歡採納一種制度，或是兩種制度混合在一起，而重點卻放在結論和評語。從臨床的觀點來看，主診醫生從報告書裡想知道的，便是檢查結果是否正常。正常的報告當然是皆大歡喜，一旦遇到了不正常的結果，醫生的責任便是要辨別患者是否有發炎或確定癌細胞的存在。兩者都需要積極的治療，雖然途徑有異，但是對於「似癌非癌」的結果，醫生卻要絞盡腦汁去爲患者作進一步的檢查和策劃。

何時需要作子宮頸抹片檢查？

在一九八零年，美國癌症協會(American Cancer Society)主張所有婦女每年都要作一次抹片檢查。倘若連續兩年的檢驗結果是正常的話，以後每三年才進行一次。

在一九八八年，美國婦產科醫學院的建議卻有點不同。任何女子年齡超過十八歲，或性活躍的少女，每年都需要作抹片檢查。假如連續三次都是正常的話，主診醫生便可以按個別情況而減少檢驗的頻度。女子曾患有性器官疣(Genital Warts)或其他性病、性活躍的少女，多位性伴侶的婦女或吸煙的女士，患上子宮頸癌的危機是會增加，應受到特別謹慎的關注。

陰道鏡檢查(Colposcopy)

當抹片檢查的報告顯示異常生長細胞存在時，醫生便會考慮在子宮頸部位切取一些活組織作病理檢查(Biopsy)。在選擇活組織檢查的位置時，醫生可在子宮頸上塗上一層碘水，正常的細胞呈棕色，異常的細胞卻現出白色或黃色。有了這清晰的分辨，活組織檢查的結果便更爲可靠。另一種鑒別的方法，卻要使用一部如顯微鏡的陰道檢查器械，仔細地看清楚子宮頸異常的部位，選擇最不健康的一處作爲活組織檢查的焦點。這先進的方法是目前婦科醫生最常用的一種，成績令人滿意。

昔日盲目地在子宮頸多處切取活組織來檢查的方法已屬過時。圓錐形切除法(Conization Biopsy)和擴張刮除法(D and C = Dilatation and Curettage)在特別情況下也間會被專家採用。

異常生長細胞是癌症先兆嗎？

多年前，異常生長細胞的形成是不大明朗。醫生祇知道患有嚴重異常生長細胞的個案，最終被證實爲癌症的機會頗高。因此，醫生和病者都有共同的觀感，既然事情遲早惡化，爲何不及早將子宮切掉呢？

現在專家們已認識到病毒感染是會造成異常生長的細胞。倘若患者的病毒受到控制或殲滅，感染的組織被徹底剷除，這種異常細胞是會消失的。目前治療這類疾病最成功的方法是使用二氧化碳鐳射法(Carbon Dioxide Laser)，成績甚佳。有了這些新設備後，醫生再不會隨便地勸告患者去接受切除子宮手術了。

總結

根據卑詩癌症協會估計，婦女每年進行子宮頸抹片檢查，確是有助及早發現癌病，使患者獲得痊癒的機會近乎百分之一百。死於末期子宮頸癌的個案不多，她們大多數沒有接受定期抹片檢查，生命因而受到威脅。

亞裔婦科檢查診所是專爲婦女提供子宮頸抹片檢查及指導婦女作乳房自我檢查。這計畫是由溫哥華衛生局、婦女健康中心、加華醫學會及中僑互助會聯合推行，所有醫生、護士及接待員均爲女性，以廣東話及國語提供服務，婦女可由家庭醫生轉介或自行預約檢查。查詢詳情可致電六八四・一六二八中僑互助會。

第十八章

前列腺癌的甄別
Prostate Cancer Screening

前列腺癌是一種非常普遍的疾病。男性患癌病者，以皮膚癌佔第一位，前列腺癌排列第二。若以男性獨有的癌症而言，它可算是獨佔鰲頭了。

如何導致前列腺癌的形成呢？目前仍是一個謎。醫學界人士相信男性荷爾蒙的轉變和它有連繫。正常時，男性荷爾蒙對前列腺的成長是不可或缺的。因此，閹割了的男士是不會長有前列腺癌。同時，實驗室裡的老鼠，若長期接受男性荷爾蒙的注射，也會長出前列腺癌。年長的男性有不同種類的前列腺毛病，但獨是前列腺癌的患者，他們血液中的男性荷爾蒙成份較高。

食物也可能和前列腺癌有點關連。據研究顯示，喜歡進食高動物（飽和性）脂肪的男士，患上前列腺癌的機會較高，但目前我們尚未有其他的線索，證明它們的連繫。

從工業上工人所患的癌病來分析，在銲接、電鍍或電磁行業裡的工人，因長期接觸「鎘」(Cadmium)的金屬化合物，患上前列腺癌的機會稍高。同樣地，橡膠業的工人也有這樣的傾向。

目前有些專家卻密切地注意，良性前列腺肥大(BHP: Benign Prostatic Hyperplasia)，或是由性事而感染了病毒(Sexually Transmitted Virus)，它們是否也會和前列腺癌扯上關係呢？

由於起因不明，再加上前列腺癌的普遍程度，男性不可以忽視這個嚴重的問題，應提高警覺，配合醫護人員提供有效的甄別性檢查，務使癌病能早日獲得診治，冀望死亡率相繼減少。

甄別前列腺癌的方法

甄別前列腺癌最常用的三種方法如下：

（一）手指探肛法(DRE: Digital Rectal Examination)——這是最簡單的檢查，醫生戴上手套後，用食指探進肛門內兩吋或三吋的地方，在直腸末端的前方，可觸摸到一個如胡桃般大小的前列

腺。正常時，它如鼻尖一般的平滑和柔軟；有癌病時，它卻呈現硬塊，堅如前額。（圖一）

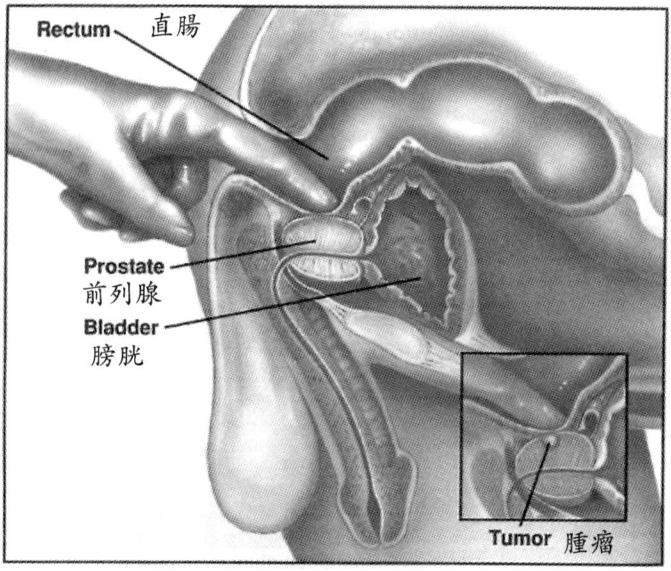

圖一：手指探肛檢查

（二）驗血甄別——從血液裡檢驗一種蛋白的抗體原，英文名稱是 PSA Test (Prostatic Specific Antigen Test)，可譯爲「前列腺獨特抗體原」。很可惜，它在血液裡成分的提高，並不能單獨顯示癌病的存在，因爲前列腺肥大或發炎，也可以有同樣的結果。當然，驗血抗體原成分愈高，患癌機會愈大。

（三）超聲波檢查法(Transrectal Sonography)——將一支探捧插入直腸裡，利用高頻率的音波反射原理，塑造一幅前列腺的圖片，不單顯示其形狀，還可以露出不同密度的影子，讓醫生知道異處的所在。根據專家的報告顯示，超聲波檢查法比手指肛探法準確兩倍。

專家意見分歧

雖然醫學界人士目前使用上述三種甄別的方法，但專家們對普遍例行檢查時所持的態度各有不同。一九八九年，美國公共衛生特別研究組經過審查各種可靠的醫學報告後，建議手指探肛法是例行檢查的主要部分，而驗血和超聲波檢查，最好留待給一些有症狀的男士們。究其原因有二：(一)驗血和超聲波檢查所得到的異常結果，大多數來自良性的毛病，並非是癌病獨有的現象，因此容易引致一場虛驚，同時也浪費了人力和物力。(二)前列腺癌和其他癌病有點不同，有些生長迅速，有些卻異常緩慢。不少老翁長了前列腺癌多年而毫無症狀，最終還是因患上其他疾病而告終。對這種特別情況而言，一向主張愈早診治癌病，生存機會愈高的論調便要受到挑戰和質疑。

美國癌症協會在研究「前列腺獨特抗體原」(PSA)的資料後，對上述的建議並不贊同。在一九九二年，它倡導凡五十歲以上的男子，在例行體格檢查時，應接受 PSA 驗血以作前列腺癌的甄別。

今天醫學界人士大多數都對上述檢查前列腺三種方法有所認識，也明瞭它們的局限。探肛檢查無疑是甄別前列腺癌首要的步驟， PSA 驗血檢查將逐漸被人們接納爲相當可靠的指標。

第十九章

大腸癌的甄別

Screening of Colorectal Cancer

息肉(Polyps)和大腸直腸癌(簡稱大腸癌)(Colorectal Cancers)往往在毫無症狀的情況下成長。因此，在例行健康檢查時，醫生便要倚賴一些具有甄別性的檢查來揭發它們的存在。

患上大腸癌的病者到了末期才會出現症狀，這是一件不幸的事情，也正好解釋爲何衹有半數的病者得以痊癒。根據專家的估計，假如所有年逾五十歲的男女，每年都接受簡單例行甄別性的檢查，九成的腸癌患者都會得到妥善的處理或甚至痊癒。

大腸癌的症狀

大腸癌的症狀有多種，最常見的便是患者大便的習慣有所轉變。一般而言，直腸癌容易引起腹瀉，結腸癌大多數造成便秘。有時候，患者自己會注意到糞便的條狀變得幼小，或是經常感到腸風，導致肚子不適和陣痛，或是肛口出血，又或是糞便呈棕黑色。

有一點值得强調的，便是腸癌的症狀往往模糊不清，於是被人誤認爲是一件芝蔴綠豆的小事。最常見的例子是肛門出血，其起因大多數是來自痔瘡(Haemorrhoids or Piles)，但少部分則是因爲大腸内有腫瘤。因此，醫生在檢查時，就算看見痔瘡的存在，也要考慮同時存在結腸内其他的病因。痔瘡是一種相當普遍的毛病，就算一個人同時患上腸癌和痔瘡也不稀奇，切勿顧此失彼，造成大錯。(圖一、二)

甄別性的檢查

目前醫學界人士推薦三種甄別性的檢查，作爲篩選大腸裡是否長有息肉和癌病。男女年齡超過四十五歲者，都應依照醫生指示，定期作出適當的檢查，務求早日發現腫瘤，病向淺中醫，痊

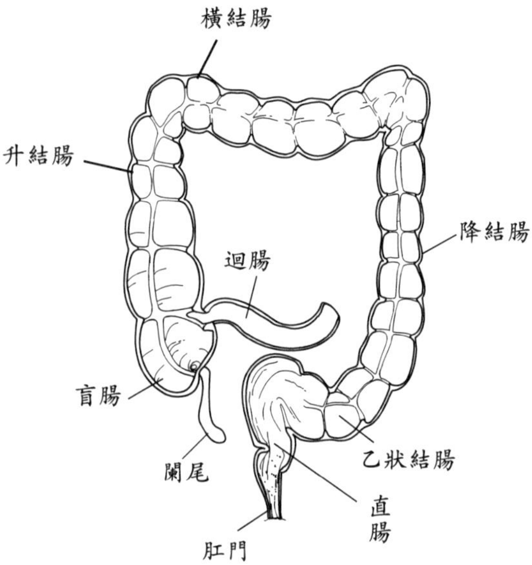

圖一：大腸的構造

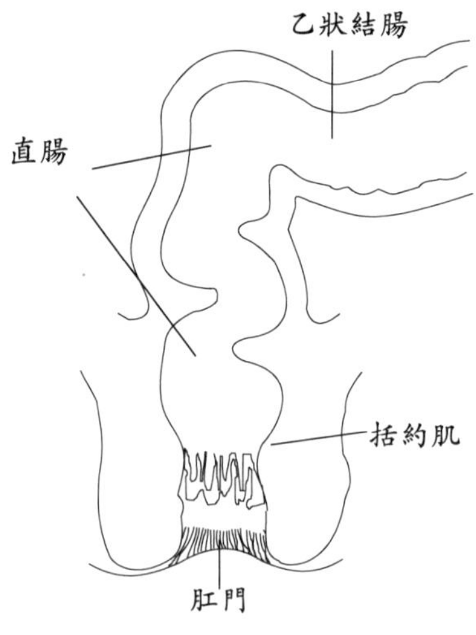

圖二：直腸和肛門

癒機會甚高。有些專家認爲凡有家族人士患上息肉症或腸癌，受檢者年齡可降至四十歲。

(A)糞便隱血檢查(Stool Occult Blood Test)

當小量的血液和糞便混合在一起，肉眼是看不見的，需要用化學物質才能辨別出來；這種深藏着的血液在醫學上稱爲「隱血」(Occult Blood)。

大腸裡的息肉和癌性腫瘤經常容易出血，但份量不多，混在糞便裡是難以察覺的，因此有賴實驗室的化驗，才能揭發真相。

一般糞便隱血檢查是相當簡易的，衹要將糞便適當地塗在一塊硬紙上，封在袋内，送到化驗室化驗。近年來，藥房出售一些輕巧的工具，可在家中自行檢查。每次化驗時，從收集的糞便堆裡隨意挑選兩個不同地方的標本，放在指定的位置，然後依照指示的步驟進行化驗，便可知曉隱血是否存在。由於大腸裡的腫瘤不是天天滲出血液來，所以在收集糞便時，便要連續三天進行檢查，才可以收到更準確的效果。

甚麼是「假陽性結果」(False Positive Result)呢？當化驗的結果證明「隱血」存在，但它的來源不是起自大腸内的腫瘤，而是有其他的因素導致一場虛驚。同樣地，「假陰性結果」(False Negative Result)是指標本内原本有隱血的存在，但由於某種原因，妨礙了化學作用的進行，才引致錯誤的推測。爲了避免這些不正確的結果，在檢查糞便一至兩天前，便應遵守下列的規條：

(一)避免進食未經煮熟的肉食，因爲這些肉食含有血液，容易引致「假陽性結果」。

(二)避免進食刺激腸胃的藥物，如亞士匹靈，風濕丸或類固醇(Steroid—Prednisone)，皆因它們會損傷腸胃黏膜，滲出血液來。

(三)避免服食維生素C和一些藥物，因爲它們會妨礙檢查時一連串化學作用的進行，導致「假陰性結果」。

(四)應多吃含豐富纖維的新鮮果菜、果核、爆玉米花等，不單增加糞便的份量，還可以因其堅硬的性質，在路經大腸時和腸內的息肉或腫瘤發生磨擦，使其表皮破損而滲出血液來。

糞便隱血檢查的報告，表面上看來好像衹有陰或陽(負或正)的結果，但醫生向求診者解釋時，卻要讓他們知道，在完全没有半點症狀的患者，衹有百分之一至五是會有陽性的結果。總體而言，三分之一的息肉患者和三分之二的腸癌患者是會有隱血在糞便裡。因此，單靠糞便的檢查來甄別患者是不足夠的。

(B)肛探(Rectal Examination)

醫生配上潤滑了的指套後，將食指探入受檢者的肛門，然後細心觸摸直腸內的內壁，探索有没有腫瘤的存在。根據專家的經驗，衹有一成的腸癌是可以由肛探辨別出來，但這種檢查的好處是安全和没有太大的痛楚。

(C)乙狀結腸鏡檢查(Sigmoidoscopy)或結腸鏡檢查(Colonoscopy)

乙狀結腸鏡是一種通過肛門插入直腸和乙狀結腸(Rectum and Sigmoid Colon)的檢查儀器。昔日最常用的是用鋼管或電鍍金屬管製成的，長十吋(25 cm)，內徑一吋左右(3 cm)，並裝置有照明燈及吹氣管，方便檢查大腸最末的十吋部位。現今腸胃專家大多改用軟性特製的光學纖維器械(Fibreoptic Instrument—Colonoscope)。在檢查結腸(Colon)時，醫生將軟管插入肛門，在目視和 X 光的配合下直達結腸，觀察腸內壁的情況。如有異樣或腫瘤，不單可以拍照留爲記錄，更可以抽取樣本或使用特製工具切除息肉。

這兩種結腸鏡檢查都是經常用來篩選受檢者是否長有腫瘤，特別是有息肉或腸癌家族史的人士，不論糞便裡是否含有隱血，都適宜接受這種相當安全的甄別性檢查。除了上述三種不同方法篩選病者外，還有另一種頗爲常用的檢查途徑，便是「鋇灌腸造影」(Barium Enema)。醫生利用硫酸鋇(Barium Sulphate)對 X 光線不透光的特性，將硫酸鋇灌入直腸，直達結腸的起端。專家從影像裡可以辨別出腫瘤的位置，成績不俗。

總結來説，腸胃科專家都同意任何人士年逾五十，又没有顯明患腫瘤的危機，每年應接受糞便隱血檢查一次，每隔三至五年，亦應接受乙狀結腸鏡檢查。但是，凡曾患有息肉或腸癌者，或是有同樣的家族史，從四十歲開始，最好每年檢查糞便一次，並作定期的結腸鏡視察，或是進行鋇灌腸造影。

第二十章

乳房 X 光造影檢查

Screening Mammography

根據近日的統計數字顯示，在北美出生的婦女，患上乳癌的機會是十分之一，即每十名女子中便有一人會患上乳癌。許多婦女都很害怕染上這種毒性腫瘤，除了因爲它是女性患癌者的第二殺手外，也恐怕因失去乳房而影響個人的儀容及性生活。

在面對著許多公共衛生的問題，普及教育市民是最佳預防疾病的方法。我們既然知道乳癌對婦女的衝擊是那麼嚴重，在它尚未降臨到自己身上時，不妨想辦法避免或對抗它。假如婦女能認識到如何及早探測腫瘤的存在，便可以早日獲得診治，痊癒的機會當然較高。她們如能以醫學界所提出的防癌指南，作爲保護自己個人健康的常規，當會事半功倍。

乳癌專家作出下列幾點建議，協助婦女們及早發現腫瘤的存在。

（一）年屆二十歲的女子應到家庭醫生處接受第一次乳房檢查，然後每三年一次作同樣的甄別性檢驗，直至四十歲。此後婦女每年在例行體格檢查時，也要留意乳房的情況。

（二）成年女子每月應自我檢查乳房一次（Breast Self - Examination）。

（三）年屆三十五至四十歲的婦女應接受第一次甄別性的乳房 X 光造影檢查（Screening Mammography），作爲自己個人的記錄，方便日後比對。四十至五十歲者，應隔年檢查一次。年逾五十者，最好每年進行一次。

每月自我檢查乳房，加上定期醫生的體格檢查和 X 光造影，三者都是互補不足的預防措施，應受到同等的重視。乳房 X 光造影是一種甄別性的檢查，因爲受檢者往往在毫無半點症狀的情況下進行這種先進科技的檢驗。專家利用輕微而又安全的 X 光量，將乳房内的組織拍成照片，使細小的腫瘤顯露無遺。假如單憑手指的觸摸去作檢查，就算是富有經驗的醫生，也難以決定腫瘤是否存在。

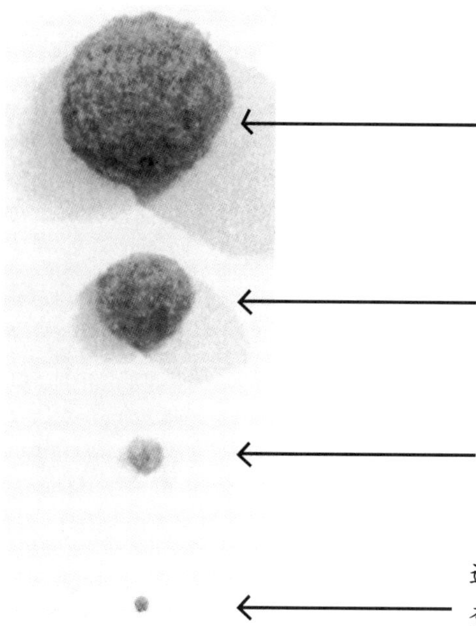

圖一：偵察不同大小的乳房腫瘤

圖一顯示不同大小的腫瘤，由不同的檢查方法辨別出來。完全沒有受過訓練的人，當然衹能察覺大的硬塊；愈有經驗的人士，愈能觸摸到較細小的腫瘤，但一部優良的乳房X光造影機，卻能準確地顯示出相當早期細小的乳癌。愈早診治，痊癒的機會便愈高，這對乳癌患者來說可算是金石良言。

乳房X光造影術也有它的短處。有時，影像裡的異處不知道究竟是囊性(Cystic)或是固體性(Solid)，便要利用超聲波檢查(Ultrasound Study)來辨別。至於腫瘤屬良性或惡性，卻要等待活組織檢查(Tissue Biopsy)才能揭曉。

乳房 X 光造影術如何進行

在進行乳房 X 光造影時，技術員會爲受檢者拍攝兩、三幅不同角度的照片：有些是從側面，有些是由上而下。爲了清楚地拍攝影像，女性技術員要利用一個膠質的壓迫器，將受檢者的乳房盡量壓扁，因此使用的 X 光量便可減至最低點（圖二）。一般來說，受壓所導致的痛楚和不適祇維持一個很短暫的時間（數秒鐘），同時痛楚也因人而異。爲了減輕受檢者的痛苦，醫生贊成避免臨近月潮時進行這一類檢查，因爲婦女在這一段時期，本身往往感到乳房有點疼痛，再加上額外的痛楚，便會苦不堪言。

當技術員將 X 光管放置在一定的位置後，便會走到一個可阻隔放射線的屏障後，先請受檢者暫停呼吸，然後按下鈕掣，照片拍妥後自動沖曬出非常清晰的 X 光片，醫生看後，如有任何疑點或不滿意的地方，可立即改換角度重拍一張。整套 X 光片交由專家細心研究，寫成報告，才送到受檢者的醫生診所去。

有時候，專家在普通 X 光片裡看到有個疑點，但又未能確定它是否真正有毛病，怎辦？由於科技進步，他可將那疑點放大起來，讓自己看個清楚，從而作出正確的診斷。

不少婦女在接受乳房 X 光造影術後，被安排作進一步檢查，這一組人獲得通知後頓覺心煩意亂，恐怕自己真的患上了乳癌。

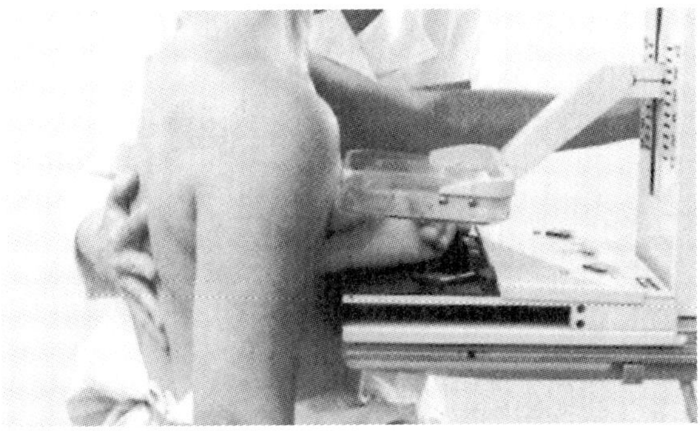

Photo Courtesy of Screening Mammography Program of B.C.

圖二：定期作乳房 X 光造影檢查是不容忽視的。

但是專家的統計卻帶來一些喜訊，雖然每一千名受檢者中便有一百名婦女需要重檢，但最終卻祇有四名被證實患有乳癌。這些不幸者由於獲得較早診治，大部分都能達到超過九成痊癒的機會。

在接受乳房 X 光造影術前，技術員會提醒婦女暫時停止使用除臭劑、香水、香粉或一些不易沖掉的肥皂，特別留意乳房和腋下的皮膚，保持乾淨，避免在拍照 X 光片時造成不良的效果或誤導的影子。爲了方便檢查，受驗者最好穿著兩件式的套裝。

許多檢驗所要求受檢者提供一些個人資料，如過往生育的情況、乳房的毛病、家族史等。技術人員會拒絕懷孕者進行乳房 X 光造影術，除非醫生聲明該檢查的重要性。在這特別情況下，受檢者的腹部便會繫上一塊可以阻隔 X 光的圍裙，保護著子宮內的胎兒。

如受檢者曾裝配「人工義乳」(Breast Implants)，便需要轉介到特別診斷中心，因爲那植入的化學物會妨礙例行的檢查，她們需要接受特別的儀器和方法，才可以觀察到植入物外的乳腺組織。

現今乳房 X 光造影術，已被多個科學性研究證實爲甄別乳癌最有效的檢查（圖三）。就以乳癌死亡率來作比較，曾接受 X 光

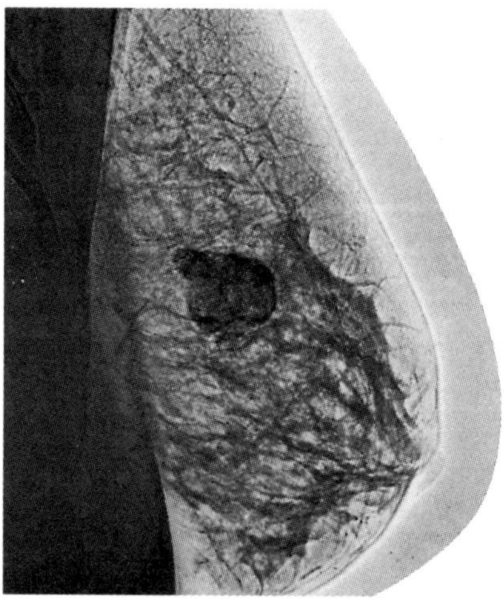

圖三：X 光檢查顯示一個頗大的乳房腫瘤

造影的乳癌患者，其死亡人數比未有作這種先進檢查的病者死亡個案要少百分之廿五至五十。年逾五十的婦女受益最多，因爲此組患者的生存率最令人鼓舞。

不錯，婦女和她們的主診醫生都擔憂著同一個問題，就是太過頻密地接觸 X 光造影術，日後是否會導致乳癌呢？專家告訴我們，最近二十年間，科技不斷改進，嶄新的儀器所使用的 X 光量已減低百分之八十七至九十八。因此，X 光所造成的危機甚少，而導致乳癌的機會可說是近乎零點，微不足道。

總括來說，乳房 X 光造影術成功地甄別出早期的乳癌患者，好讓她們早日獲得適當的治療，痊癒的機會可達百分之九十五。及早診治不單帶來極佳的生存率，同時也簡化了治療的方法，使患者的生活質素更爲美滿。

第二十一章

肺癌的甄别

Screening of Lung Cancer

肺癌是所有癌症中最可怕的一種，據近今的估計，加拿大每年大約有一萬七千人患上這種可怕的疾病。幸好自從五十年代開始，醫學界對肺癌的認識有明顯的進步。無可置疑，吸煙是導致肺癌的主要因素。

如何去甄別誰是肺癌患者？這確是一個複雜的問題。許多專家認爲對於那些可能患上肺癌的高危人士(High Risk Group)，每年進行肺部X光檢查一次是值得倡導的；也有些專家建議定期檢查痰裡的細胞(Sputum Cytology)，或許會查察出早期的肺癌。

大約二十多年前，美國國家癌症學會（ National Cancer Institute ）曾做過一個研究，證明X光鏡檢查是查察肺部邊沿地帶的最佳方法，痰液檢驗卻是揭露位於中央的肺癌最有效的途徑。因此，他們建議這兩種甄別性檢查，應相隔六個月輪流進行。但是研究結果令人失望，因爲使用了這筆龐大的款項後，能及早查察出肺癌的個案並不多，最後這建議終於無法實現。

預防肺癌的甄別性檢查方法

原發性預防(Primary Prevention)是指病發前的防備工夫，設法擺脱或阻止病源侵害病者。若能做到，這是最理想的醫療方法。但是許多疾病起因不明，或是病源没法徹底解脱時，醫生祇好退而思其次，這便是所謂「繼發性預防癌病」(Secondary Cancer Prevention)。當疾病發生後，及早診治，希望能做到病向淺中醫的地步。下列所敘述的檢查方法，便是醫生常用來查察早期的肺癌。

（一）肺部X光檢查——醫生使用這種方法已有多年，大家都認爲它仍是揭發肺腫瘤最有效的方法。當然，X光片祇能讓你看見一個不正常的影子，實際的診斷卻要等待活組織檢查(Tissue Biopsy)證明癌性細胞的存在。有時候，普通的X光片未能清楚地

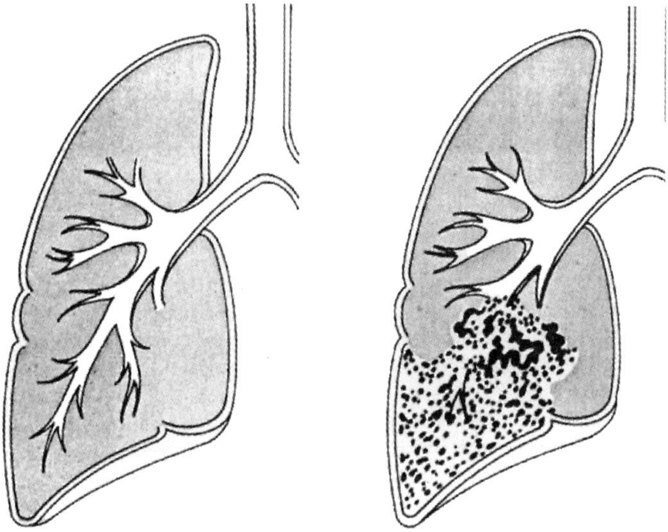

正常肺部　　　　產生惡性腫瘤的肺部

癌細胞入侵肺部，形成惡性腫瘤的產生。

顯示腫瘤的存在，便要進行電腦掃描的新科技檢驗。

一般的毒性腫瘤，在十八個月至兩年間，其體積可增大兩倍。因此，具有肺癌高危的人士，倘若每年接受X光鏡檢查一次，早期的腫瘤便容易被發現。

（二）痰細胞檢查——這種檢查遠在一八六零年已被採用，細胞是來自氣管及支氣管的內壁，混合在黏液裡由肺内咳出來，便成爲痰(Sputum)。專家將痰塗在玻璃片上，染上色素後，放在顯微鏡下細心觀察，可辨別正常和不正常的細胞。異常的標本再經過幾番檢查後，才決定是否癌性。祇靠檢查痰細胞揭發肺癌的存在是不可靠的，但倘若能配合肺部X光檢查，效果會倍增。在罕見的情況下，如微型侵襲性的肺癌和原位性癌病(Microinvasive Malignancies and Carcinoma in - situ)，痰細胞檢查是唯一可以查察出來的方法。

（三）支氣管鏡檢查(Bronchoscopy)——這是窺視氣管和支氣

管的一種儀器。早期使用的都是金屬硬管，因此不能深入肺部的支氣管。現今肺科專家大多數採用一種較細小和容易屈曲的纖維支氣管鏡，可到達較細小的支氣管。兩者都可用於冲洗支氣管樹(Bronchial Tree)和採取樣本化驗。這種檢查在輕微麻醉下進行，病者在檢查後祇需留在門診部觀察室休息數小時，便可回家。其實整個檢查祇需大約十五至二十分鐘，而且毫無痛楚，病者事後或許會感到喉部有點不適，一兩天後便完全復元。

（四）肺組織檢查——肺癌最準確的診斷便是在腫瘤的地方抽取組織，然後將樣本送交病理學專家，在顯微鏡下辨別出癌性細胞的存在。抽取組織樣本的方法有兩種：一種是藉着支氣管鏡檢查時，遇到可疑之處或腫瘤，便用洗刷方法收取樣本，或是使用鉗子取出一些組織。另一種是直接針刺法(Transthoracic Fine－Needle Aspiration)。被檢者的胸部經過消毒清潔後，在適當位置注入局部麻醉劑。藉着 X 光透視或電腦掃描的指引，專家利用一支長而幼細的針刺入胸部，穿過皮肉和胸膜，直達可疑之處，抽取樣本化驗。前者的檢查方法毫無痛楚，皆因支氣管內壁是沒有痛神經分佈着；後者檢查方法因爲觸及富有痛神經支配着的胸膜，所以病者會感覺有點疼痛。從安全角度比較，前者波及範圍有限，甚少併發症發生；後者卻容易導致肺出血或氣胸(Pneumothorax)，如不及時治理，可造成嚴重的後果。

總結

目前痰細胞檢查和肺部 X 光造影都尚未列爲甄別性的肺癌檢查，但專家們深信美國國家癌症學院仍會在這兩方面加以改進，務求達到更好的成績。繼發性預防肺癌的方法包括每年拍攝肺部 X 光鏡一次，對具有肺癌高危的人士(如長期吸煙者)，雖然目前沒有半點症狀，都是值得倡導的。對曾患肺癌而接受治療者，每年覆診都需要進行 X 光鏡檢查和痰細胞化驗。至於非吸煙者，目前並沒有需要接受任何甄別性的檢查。

第二十二章

有關癌症的種種問題
Questions and Answers about Cancer

（一）甚麼是癌病？

癌病有一百多種，每種癌病因其結構和位置不同，各有其獨特的徵狀。癌病的形成起自細胞出現不正常的狀態，在毫無控制和失去規律的情況下不斷地生長。癌病多發生在中、老年人，少見於幼童和年青人，但血癌和腦癌則是年輕人最常見的癌病。

（二）良性和惡性腫瘤有何分別？

腫瘤可分爲良性(Benign Tumour)和惡性(Malignant Tumour)兩大類。前者一旦割除後，大部分都不會復發，也不會擴散到別處去。一般而言，良性腫瘤不會危害患者的性命，祇有少數的良性腦瘤，因爲生長在一個局促的頭顱裡，壓逼着腦子裡的重要神經部位，才會使患者致命。惡性腫瘤（俗稱毒瘤）的細胞可能近似正常的細胞，但在結構上卻失去了規格，紊亂無章；也可能和正常細胞極不相似，就算專家也沒法辨別它的來源。結構上不單凌亂，還可侵蝕鄰近組織，或藉着血液、淋巴系統的循環，散播到人體其他部位。惡性腫瘤如及早獲得適當的治療是可以痊癒的，但末期的患者往往是步向死亡的道路。

（三）良性腫瘤可以變成癌病嗎？

一般而言，良性的腫瘤是不會變成癌病。但是有些病害(Lesions)，卻可被視爲「癌前期」(Precancerous)，因爲目前的細胞組織尚未構成癌性的特徵，假以時日，它們卻可轉變爲惡性的腫瘤。最常見的例子便是舌頭上的白塊，醫學稱它爲「白斑病」(Leukoplakia)，日後可能變成「舌癌」。同樣地，子宮頸上皮的細胞變形，醫學稱它爲「癌變」(Neoplasia)或「成長不良」(Dysplasia)，都可能是「前癌病」的先兆。

（四）癌症是否有些進展迅速，有些卻是相當緩慢呢？

這是正確的。就算是人體內的正常細胞也有這種現象，有些長得特別迅速，也會急速地消失；有些卻慢慢地成長，也緩緩地逝去。肝細胞便是一個好例子，不單正常的細胞長得緩慢，就算肝癌細胞也比其他癌細胞擴散或成長的速度較緩。奇怪得很，生長在同一器官內不同類型的癌性腫瘤，也有不同速度的成長。但有一點值得我們注意的，癌性細胞會不斷地生長，可是也會死亡，但死亡的速度遠遠比成長速度緩慢。

（五）爲何癌性細胞這麼可怕？

癌性細胞不單奪取正常細胞的養料，也會霸佔它們的空間，可以說是喧賓奪主。癌性細胞不斷地分裂和成長，積聚在一起，構成一個腫瘤，便成爲「癌」。

（六）我們知道癌是怎麼樣形成嗎？

專家認爲癌的形成要經過幾個階段。分子生物學(Molecular Biology)和細胞生物學(Cellular Biology)的研究顯示，這過程可分爲三個步驟：(A)開始期(Initiation)；(B)促進期(Promotion)；(C)成長期(Progression)。(A)和(B)是可以由「導癌物」引起的。

（七）一個毒性腫瘤是由多少細胞組成的？

這是沒有一個肯定的答案，要視乎腫瘤的大小和類型。人體各部位的正常細胞有大小之分，同樣地腫瘤的癌性細胞也有大小之別。舉例來說，一個細如針頭的惡性腫瘤可能是由七百至八百個癌性細胞組成。一個大如眉豆（約一公分），剛好能用手指觸摸得到的乳房腫瘤，便有至少十億個癌性細胞。由此我們可以認識到一個異常的細胞，在短期間可以分裂和成長，變爲一個毒性的腫瘤。

（八）甚麼是轉移性的癌？

當原發性腫瘤（Primary Tumour）不再局限生長在人體一個固

定的地方時，它部分的毒性細胞，好像植物的種子，脱離母體，隨着血液或淋巴循環，轉移到其他組織或器官，接着分裂和成長。這後來長出的腫瘤，便稱爲「轉移性癌」(Metastatic Tumour)，或「繼發性腫瘤」(Secondary Tumour)。

（九）癌是怎麼樣蔓延的？

不同種類的癌病有不同的蔓延方法。有些是直接侵蝕鄰近的細胞和組織，有些是沿着血液和淋巴系統的網絡，遷徙到其他區域。例如原發性的乳癌，最容易擴散到淋巴結、骨、腦、肝和肺，間有蔓延到脊髓及其他部位。在治療癌病時，辨別原發性腫瘤有沒有擴散是很重要的，因爲這不單決定治理的方法，同時也主宰着治療成功的命運。

（十）癌病多見於甚麼年齡的人士？

癌病多見於中、老年人。根據最近西方社會（指北美和西歐）的統計，百分之六十六男性癌病患者和百分之六十三女性癌病患者，年齡都是已屆五十五歲或以上。一般男女年屆七十，患上癌病的機會最高。

（十一）兒童患癌病是否普遍？

兒童和青少年患癌病並不普遍，不過，在十五歲以下的青年，癌病卻是導致死亡的第二個主要原因，而血癌和腦癌都是最常見的癌病。

（十二）癌病會傳染嗎？

不會。目前没有任何科學引證指出癌病是會傳染的。長期照顧癌症病者的醫護人員，他們患上癌病的機會和常人一樣。就算是癌症病者的家人，日常的親密接觸如接吻和性交，也没有造成任何的危機。

（十三）甚麼是癌病最常見的徵狀？

癌病最常見的症狀是：

- 腫塊持續存在。
- 損傷的地方長久不能復合。
- 疣（Warts）和黑痣（Moles）突然轉變形狀。
- 大便或小便的習慣突然改變。
- 吞嚥困難或消化不良。
- 經常咳嗽或聲音沙啞。
- 不正常的出血或分泌。

（十四）癌是否可以在毫無任何症狀下成長起來？

不錯，許多癌病初期毫無症狀，或是病徵模糊不清，及至末期，病情才顯露出來，可說是爲時晚矣。試看患上肺癌的病者，早期的咳嗽往往被視爲「吸煙者咳嗽」（Smoker's Cough）或「慣性病」，直至咳血或呼吸困難時，才醒覺病情的嚴重性。同樣地，婦女們的月經失調或不正常的分泌，往往也被忽視爲「更年期」或「身體虛弱」，沒有採取適當的措施解決問題，直至癌病擴散後，才急急地去尋求診治。因此，專家警告我們，要留意從體內發出的訊息，任何可疑的症狀若維持超過兩星期，便要請教家庭醫生。

（十五）癌是怎樣經過各階段而形成的？

這是一個很複雜的問題。簡單地說，癌的形成首先是正常細胞經過導癌物的衝擊而損傷，開始作出內部的轉變，趨向癌性的途徑。導癌物如香煙、放射能和一些化學物便是癌病的「始創者」；這早期細胞內的轉變便是「開始期」。第二個階段便是「促進期」，由損傷後的細胞變成癌性的細胞。酒精、荷爾蒙和成長的各種因素都是常見的「促進者」，但突變後的癌性細胞還未能構成一個惡性的腫瘤。最後的成長期便是由原發性腫瘤的形成，一直伸延到癌的蔓延，轉移性腫瘤的誕生和成長。期間複雜錯綜的過程可說是五花八門。

（十六）煙草如何嚴重影響癌病的產生？

每年因咀嚼煙草、吸香煙或接觸煙草冒出來的煙霧（俗稱吸二手煙）而死於癌病者，約佔癌病死亡總人數的三分之一。換句話說，煙草是防癌工作首要的對象。百分之八十五的肺癌歸咎於吸煙；煙草同時也可以導致其他癌病，如生長在唇、口腔、舌、咽喉、食道、胰腺、子宮頸、腎和膀胱的惡性腫瘤。

（十七）酒精和癌病有連繫嗎？

大量進飲酒精的人會容易患上口腔癌、口咽癌(Oropharynx Cancer)、喉癌和食道癌。假如他們同時喜愛吸香煙，患癌的危機大大升高。酒精也會損毀肝臟的細胞，增加患肝癌的危機。從癌學的觀點來看，酒精可算是典型的癌病促進者；它本身不能單獨導致癌細胞的誕生，但往往和某些癌病有緊密的連繫。

（十八）食物能導致癌病產生嗎？

食物的選擇或許會左右癌病的產生。資料顯示高脂肪的飲食和乳癌、腸癌、子宮癌及前列腺癌是有連繫的。過於肥胖的人士患上前列腺癌、胰腺癌、子宮癌、腸癌、卵巢癌和乳癌（特別是年長的婦女）的機會較高。長期大量進食用鹽醃製的食物，用煙燻製的肉或魚，或是含有亞硝酸鹽(Nitrites)的食物，可導致食道癌和胃癌。相反地，食物含有高纖維和某些營養素卻可以減少患上某種癌病的危機。

（十九）陽光是否可以造成癌病？

紫外光(UV Radiation)可能來自太陽，也可能從「太陽燈」(Sun – Lamps)或美容院裡的「皮膚照燈」射出來，可將皮膚灼成棕褐色，被世人視爲健美。其實過量的紫外光可損毀皮膚的細胞，每年不知導致多少人患上皮膚癌，特別是基細胞類（Basal

Cell Type）和鱗狀細胞類(Squamous Cell Type)。皮膚嫩白而又容易起雀斑(Freckles)的人士，要特別小心保護皮膚，應避免經常接觸紫外光，以減少患上皮膚癌的機會。

（二十）輸精管切除術和前列腺癌有連繫嗎？

輸精管切除術(Vasectomy)是男子一種絕育的手術。近年來，前列腺癌的個案不斷增加，有人懷疑這可能是和絕育手術有關，專家便紛紛搜集資料。直至目前爲止，各方意見雖然不能一致，但也沒有足夠證據證明二者有因果的連繫，最好留待觀察一段較長的時期，才作定論。

（廿一）殺蟲藥是否會導致癌病？

科學界人士曾作出多個調查，研究殺蟲藥是否會導致人們（特別是農夫）患上癌病。例如常用的DDT殺蟲劑和女性乳癌的關連，農作業的除蟲劑(Herbicide)是否會導致農夫患上非霍奇金淋巴瘤(Non－Hodgkin's Lymphoma)，都是引起醫學界人士關注的問題。

現正進行的一個龐大調查，主要目的是研究爲何農夫和他們的家人會更容易患上血癌、多發性骨髓瘤、非霍奇金淋巴瘤、胃癌、前列腺癌、唇癌、皮膚癌和腦癌。

美國紐約城一研究報告顯示，婦女體內的血液含有高量的ODE(DDT殺蟲劑的一種化學物），患上乳癌的機會較高。

（廿二）石棉和其他工業原料是否會增加患癌的危機？

在工場上經常接觸到金屬、塵埃、化學物或殺蟲藥，都會增加患癌的危機。其實工場上還有很多導癌物，較爲顯著的有石棉(Asbestos)、鎳(Nickel)、鎘(Cadmium)、鈾(Uranium)、鐳射氣(Radon)、乙烯氯(Vinyl Chloride)、聯苯胺(Benzidine)和苯(Benzene)。它們可以單獨或是聯同其他導癌物一起，構成癌病的產生；最常見的例子便是吸煙，煙草能引起癌病，這是人所共知的。吸入石棉纖維，可引致肺病和肺癌，石棉工人如有吸煙的嗜好，患癌機會便會大大增加。因此，在工場工作的人士，應嚴格遵守安全的規則，避免接觸有危害健康的導癌物。

（廿三）居住在電力轉接站附近是否會危害健康？

目前醫學界人士没有充分理由證明電力供應站或轉接站的電磁輻射(Electromagnetic Radiation)，會危害人體的健康。

一個巨型的研究正在審查兒童的血癌是否會和電力站所發出的電磁輻射有關連。其實這一個研究範圍甚廣，它正在評估構成急性淋巴球白血病(ALL: Acute Lymphocytic Leukemia)的各種因素：如產前 X 光輻射、母嬰的疾病、母親服用的藥物、母親吸煙的習慣、雙親的職業、家庭的日用化學品、家族的遺傳史等。近年通行的手提電話所發出的非游離性電磁輻射(Nonionizing Electromagnetic Radiation)，是否會危害健康，都被列入在以上的大型研究內。

（廿四）診斷性的 X 光輻射是否會導致癌病？

這要視乎 X 光輻射的份量。一般病者接受的診斷性 X 光輻射份量是很輕微的，不會危害個人健康。但是，重覆地接觸，或是暴露時間延長，長久的積聚，便會到達一個危險的境界。因此，醫生在爲病者作這類檢查前，往往要平衡益處是否遠遠超過可能造成的壞處。同時經常在 X 光室工作的醫護人員，都要嚴格遵守一切預防的措施，如配戴能隔離輻射的鉛質圍裙，保護身體重要的部位，又或在襟上配戴測量輻射能的膠片，防止超過限制的接觸。

（廿五）用來醫治癌病的放射性治療和化療，是否也會導致另一類癌病呢？

根據醫學研究報告指出，在七十年代和八十年代初期，曾接受化療(Chemotherapy)和電療(Radiation Therapy)的病者，會較容易患上血癌和其他原發性腫瘤。

另一個研究報告顯示，四萬一千名女性乳癌患者（從一九三五年開始至一九八二年的個案），在接受放射性治療後，甚少會出現另一個原發性癌病。就算她們真的不幸患上另一個毒瘤，少過百分之三的病者是在五年前曾接受放射性治療。

正如其他醫療疾病的方法，主診醫生往往視乎個別的情況，才決定採取治理的方向和步驟，務求結果是利多於弊。

（廿六）水裡加「氟」是否會導致癌病？

其實氟(Fluoride)是普遍地存在於水裡。北美洲許多地方的食水都加上了這種化學物質。至於它是否會導致癌病的產生，科學家曾有過劇烈的爭辯。最近公共衛生服務局進行一項詳細的流行病學研究，將四十年來超過五十個科學研究報告歸納起來，顯示出食水加上適量的氟，是不會對人類構成癌病的危機。

美國癌症協會也曾翻查超過二百萬名因癌病而死亡的記錄，十二萬五千名癌病患者的病歷顯示，雖然他們都是居住在食水加氟的地區，但也找不到足夠的證據，證明二者的連繫。

（廿七）病毒能導致癌病產生嗎？

癌病專家估計大約百分之五的惡性腫瘤是和病毒(Virus)有連繫的，但是二者如何連結起來卻有待考究，目前尚未明朗。我們衹知道有些病毒是可以使人體正常的細胞變成癌性的細胞；也認識到病毒可以使細胞分裂失控，造成腫瘤的現象。病毒也可以損害免疫系統，讓癌細胞滋生起來。

（廿八）甚麼是遺傳基因？它和細胞有甚麼關係？

基因(Genes)是生物學遺傳物質的基本單位，位於染色體的特別位置上，每個細胞藏有大約五萬至十萬個基因，它們的功能主要是製造個別不同的酶(Enzymes)和蛋白的藍圖(Blue Print)，授予細胞多種命令而工作。每個人體細胞核(Cell Nucleus)內有四十六個染色體(23 Pairs of Chromosomes)，二十三個來自母體，二十三個來自父體。其實基因是一種脫氧核糖核酸(DNA)或核糖核酸(RNA)，攜帶遺傳訊息。染色體是一對長的脫氧核糖核酸細絲，與相關的蛋白質盤繞成螺旋狀，基因便沿着其長軸呈線狀排列。基因出錯是會釀成癌性細胞的誕生。

(廿九)癌病是否會遺傳呢?

多年來，癌病研究者都不明白爲何一些家庭有特別多成員患上癌病，這並非巧合所能解釋。現今科學家才知道細胞裡的基因一旦出錯，便會造成癌病的危機。一種基因名爲 P53，是和「癌症遺傳綜合症」(Inherited Cancer Syndrome，亦稱爲 Li – Fraumeni Syndrome)有關連。患有這種綜合徵的人，容易患上腸癌、乳癌、骨癌、腦癌、腎上腺癌和血癌，而患者年齡頗輕。他們也會較常人更容易患上卵巢癌、睪丸癌、胰腺癌、肺癌、前列腺癌和皮膚的黑素瘤，但家族史裡的遺傳因素卻沒有那麼明顯。

近年來分子生物學有長足的進展，改變了探測和診斷癌病的方法，也可以預測誰人日後會患上癌病。

(三十)近期科學上有甚麼新進展，可以使我們明白癌病眞正的來龍去脈?

目前科學家們正借助分子生物學(Molecular Biology)的研究，以認識爲何有些人會患癌病，有些人卻可以倖免。科學是日漸改進的，幾年前細胞裡的運作理論已經被推翻，新的學説不斷地推出，好讓研究者真正明白細胞是如何成長，甚麼訊息導致它分裂，甚麼情況可使人體自動排出導癌物質。這幾點都是近期科學家研究的去向。

第二十三章

心理和癌的關係

The Mind and Cancer

個人的情緒、憂鬱、性格、生活上的壓力和其他心理的因素，都能影響患癌的危機，或患癌後生存的機會。這是無可置疑的事實，但箇中原因和過程卻十分複雜和微妙。

希臘偉大的哲學家柏拉圖曾這樣說：「醫生往往不明白如何治癒許多疾病……因爲他們不瞭解整個人的思維和運作。其實道理很簡單，人體部分不健全，整體也會不健全。」

近年來醫學界人士對保健的態度已有明顯的改變，認識到柏拉圖的至理名言，人體的心理和生理是合一的，不能分別處理，因爲兩者緊密地連繫在一起，才可構成完整的一個人。基於這個觀念，保健的方向便要多元化，平衡多方面的因素，如生理、環境、心理、情緒、食物和運動及生活方式，不可厚此薄彼。

多個世紀以來，心理對癌病的形成一向都受人關注。歷史有記載，遠在第二世紀，一位名叫伽林(Galen)的希臘大夫，已注意到患有憂鬱病(Melancholy)的婦女比較容易患上乳癌。這一個認識直到目前仍被醫學界人士多次證實和贊同。

占士·派吉特爵士(Sir James Paget)是一位英國著名的外科醫生，又是一位出色的病理學家。他也曾注意到一些飽歷滄桑、擔憂、失望或隱遁的人，很容易患上癌病。因此，他深信在構成癌病多個因素當中，憂鬱或是情緒低落佔著一個重要的席位。

大約四十多年前，一位著名心理學研究學者羅蘭士·李山博士(Dr. Lawrence LeShan)，曾研究個人的性格和情緒，對癌病的產生和成長是否有密切的關係。他和研究院裡的同僚特別注視憂鬱和壓抑負面的情緒，兩者對癌症病者的影響。結論是一致的，所有對醫療毫無反應的病者都有一共同點，均被視爲「失望者」或是「對生命失去意義和熱誠者」。

從社會環境的角度看癌病的問題，貧困和教育程度偏低的人士比生活富裕和學識較高的幸運者，較容易死於癌病。直覺上我們會認爲這祇是一個經濟問題，富有的會得到較好的醫療服務，獲得治理的機會更多，生存的希望相應地增加；但事實並非如此簡單。研究顯示，兩組別的人，就算是患了同一種癌病，接受同樣的治療，效果也有分別。經濟社會地位較低者，癌病死亡率總是偏高一點。這是否由於貧困引致營養不良和生活壓迫而產生不同的結果，專家們目前沒有一個肯定的答案。同樣地，他們也不能確定經濟和學歷這兩個因素，是否會觸發癌病的誕生。

多個國家的流行病學研究者，都異口同聲地指出一個事實，病患者若有社會人士的關注和支持，他們的癌病死亡率是偏低一點。當然，病者能獲得別人照顧，不單會養成更健康的生活習慣，也可接受更完善的醫療服務。還有更重要的一點，那就是受到別人關懷和愛護所帶來心靈上的慰藉，會產生一連串有益的生理回應，增強免疫系統的功能。

還有兩個研究值得一提，一個是患了晚期乳癌的婦女，另一個是患了第一期黑素瘤的病人。調查結果，不論是乳癌病者或是黑素瘤患者，倘若有參與每週支持組(Support Group)的會議和活動，她們不單可長壽一點，同時復發率也較低。由此可見社會人士互相支持的重要性，策劃防癌工作者，切勿疏忽這一方面的工作。

壓力和癌病的關係

許多人都想知道壓力(Stress)究竟和癌病有沒有連繫？不少科學家相信兩者是有直接關連，有些甚至稱癌病爲「文明的疾病」(A Disease of Civilization)，皆因原始人甚少生長癌病。試看著名傳教牧師史懷徹醫生(Dr. Albert Schweitzer)曾作這樣的回憶：在一九一三年，當他第一次踏足非洲的加邦共和國(Gabon)，發覺原居民甚少患有癌病，但久居該國土後，他發覺癌症個案漸多，不禁慨嘆：「原居民的生活習慣逐漸追隨白人的後塵。」

壓力是否會導致癌病是一個存在已久的疑問，因爲壓力的定義不是一致的，就算專家討論這個問題時，也出現意見分歧。

美國華盛頓大學的研究學者湯瑪士・霍姆茲醫生(Dr. Thomas

Holmes)和李察·拉喜醫生(Dr. Richard Rahe)，曾合力設計一個十分詳盡的表格，試圖用數字評估壓力。該表格定名爲「在社會生活重新適應的評估制度」(Social Readjustment Rating Scale)。他們列出生活中四十三項較常遭遇的事情，視乎個別衝擊程度的深淺，而給予合適的分數(由零至一百)。衝擊愈大，分數愈高。受檢者依照表格的指引，忠實地就四十三件事項加以評核，最後將總分計算起來。如果壓力的總分是三百或以上者，他們有八成機會在不久的將來患上嚴重的疾病，包括癌症在內。

細看表格所列出的內容，最大的衝擊莫如喪失配偶，評估分數是一百。在職期間所遭遇的壓力，包括和上司衝突，或轉職的苦惱，以及其他大小事項，都順序列明。在十九世紀中期，一本具有相當影響力的醫學教科書，名叫「大自然和癌病的治理」(Nature and Treatment of Cancer)，都勸告凡有家族史傾向患癌的人士，應避免選擇充滿壓力、勞心傷神的工作。

若要將壓力和癌病連繫在一起，第一個障礙便是如何給壓力一個明確定義。其他的困難，便是癌病的成因可能有多個要素，我們如何分辨那些影響是單獨來自壓力呢？試看看尼姑、摩門教徒和主日七旬的基督信徒，他們患上癌症的機會比常人較低，何解？難道他們的信仰打救了肉身的頑疾，還是由於他們飲食有節制，不吸煙，不飲酒，才可以保持身體正常呢？筆者深信兩者都有一定的影響。何者爲重，則見仁見智。

同樣地，生活遭遇到困境時，精神上受到嚴重的打擊，患癌的機會便會提升。精神受到創傷，可能亦會不知不覺間改變了自己的生活習慣。一名失業漢會在情緒低落時，不自覺地重燃那支久已遺忘的香煙；當日後患上了肺癌，直接的兇手當然是香煙，但間接造成這個悲劇的卻是來自抑鬱。又試看另一個病例，一名婦人由於婚姻破裂而失意，廢寢忘餐，體質漸漸衰弱起來。在悲憤期間，偶然發覺乳房有一硬塊，本應及早告知醫生，但處於憂鬱狀態下，便延誤治療幾達半載，癌病已擴散了。乳癌的產生是否由於婚姻破裂導致憂鬱而引起呢？癌病迅速地擴散，是體弱的問題，還是情緒失落影響呢？她曾服食避孕丸已有一段頗長的時間，乳癌是否荷爾蒙丸的後遺症？誰是主兇？誰是幫兇？專家們也難以定斷。

近年來，癌症專家的研究，都集中在探索壓力如何影響人體內的免疫系統(Immune System)，因爲它的其中一個重要任務是查察和殲滅外來侵略者。就算癌性細胞偶然在人體內誕生，免疫系統運作正常的話，這些異常的癌細胞是沒法分裂，也不能長成一個腫瘤的。但是在實驗室裡，專家觀察到每當動物受到壓力的折磨時，體內免疫系統部分的主要成員，如T類型的淋巴球(T Lymphocytes or T Cells)便會蹩足起來，不能抑制外來侵略者的活動，更無法消滅它們。

佳告特和加西亞(Kiecolt and Glaser)兩位著名研究學者曾觀察醫科學生在面臨大考時所遭受的壓力，如何影響他們的免疫系統。研究結果顯示，學生體內的「天然殺手細胞」(Natural Killer Cells)一經受壓後，功能顯著地下降，特別是那些同時也感到孤單無助的學生，抵抗力大減。相反地，一些毫無孤獨感而又泰然自若的學生，免疫功能卻保持不變。

T類型的另外兩種淋巴球，名叫「T型協助者」(Helper T Cells)和「T型壓抑者」(Suppressor T Cells)。兩者的比對會受到情緒波動的影響。同樣地，體內的天然蛋白質干擾素(Interferon)，原本的功能是可以鎮壓或甚至殲滅癌細胞的滋生，但一旦遇到情緒低落的打擊，卻被逼迫得一無是處，頓使免疫系統屢戰屢敗。

每當人體遇到任何一種壓力，位於腦底部一個如豌豆般大小的腺體，名叫垂體(Pituitary Gland)，收到訊息後便會分泌「促腎上腺皮質激素」(ACTH: Adrenocorticotrophic Hormone)。此激素到達腎上腺(Adrenal Glands)時，又刺激後者分泌「皮質類固醇激素」(Corticosteroid Hormones)。實驗室裡動物接受了皮質類固醇激素後，免疫系統便受到壓抑。換句話說，壓力透過垂體一連串的相互傳遞訊息，終於達成壓抑免疫系統的功能。至於癌病如何在這種情況下誕生和成長起來，專家仍未能掌握全部的過程。

雖然目前收集了許多證據，證明壓力是可以影響某些免疫細胞的運作。理論上，我們可由此引伸到癌性細胞在這千載難逢的機會，便會肆無忌憚地發作起來。倘若我們能減輕或消除壓力，豈非可以阻止癌病的產生和成長？根據目前的資料顯示，這假設尚未變成事實，所以單純使用減壓方法預防癌病是不切實際的。此書的主要目的，當然是强調如何預防癌病，但也冀望可以提供一些資料，讓讀者生活得更舒適。人所共知，生活得較爲輕鬆，身心的運作也會變得更健康，抗癌的功能也會提升一級，何樂而不爲？

最常用減除壓力的方法

（一）鬆弛運動(Relaxation Exercise)

這包括瑜伽、冥想和深呼吸。若能依照正確方法進行，不單能減少壓力的負荷，也可以增加體內的T型協助細胞(T Helper Cells)，增强抵抗疾病的功能。

（二）自主性的設想(Visualization)

先讓自己平靜下來，順著規律性的呼吸，心裡設想身處於一個十分寧靜悠閑的境界，可能是以前自己曾到過的地方，現在舊地重遊，心曠神怡，將腦子裡一切雜念和煩惱，暫時置諸不理。

（三）引導性的假想(Guided Imaginary)

這是最常用於癌病患者，希望可幫助他們減輕壓力和擔憂。方法很簡單，每當接受治療時，或是心煩意亂時，假想自己的免疫系統回復正常的運作，派出精壯的白血球，將體內的癌性細胞包圍起來，逐一殲滅，殺個痛快。

（四）催眠治療(Hypnotherapy)

病者在治療師誘發下進入類似睡眠的狀態，容易接受暗示。這種治療方法的主要目的，是讓病者達到一個鬆弛舒適的境界，忘卻一切的痛苦。

(五) 生物反饋(Biofeedback)

當人們遇到驚慌或憂慮時，心率會加速，肌肉緊縮，這些反應通常是意識不到的變化。在生物反饋治療法裡，患者安詳地躺在一張椅上，技術員將線路連接到一部機器，從熒光幕上播出受檢者的心率、呼吸或肌肉的收緊程度。這些訊息可能是一個圖表和一些數字，可能附加音響或燈光閃爍的傳達，讓人知道體內的轉變。治療師悉心地引導病者消除壓力，一切的進展都可以從熒光幕裡觀察出來。受檢驗者在生物反饋治療後，可自主地減輕壓力，心率和呼吸緩慢，肌肉也鬆弛起來。從心理學的觀點來看，這種回應是屬於操作性條件反射化(Operant Conditioning)。

(六) 針刺法(Acupuncture)

針刺法亦稱爲「針灸」，是被公認爲一種止痛的方法。但傳統的針刺，也是用來保持個人健康的良方，有些病者喜歡利用它作爲減除壓力的一種治療法。

(七) 運動(Exercise)

體力運動可算是表現身心相互關係(Mind – Body Interaction)的最好例子，因爲運動不單可強壯身體，也可以帶來內心的快感和喜悅。除了鍛練一個健美的體形外，還增强了免疫系統裡的「天然殺手細胞」的功能。

究竟我們需要多少運動才可以收到美好的效果呢？專家告訴我們，最理想的情況便是每週進行五天中度性的運動，每次不少於半小時。運動方式包括跑步、游泳、腳踏車、球類、步行等。不錯，有些人由於工作的關係，没法在日常緊迫的生活裡作定時性的運動。在這情況下，可考慮以步行代替乘搭車輛，或是在家裡做些體力勞動的園藝工作。在大廈居住或工作的人士，可以嘗試放棄乘電梯的習慣，改用步行的方法，爭取運動的機會。

(八) 追求理想的興緻(Try Zest)

無可否認，消除壓力後，人生頓變得更爲美好。生活過得充實和愉快，體內的免疫系統自然强盛起來。因此，多個研究報告都證實心理治療和精神病學的重要性，它們和免疫系統是有正面的連繫。

癌病專家都認爲情緒並非是唯一可導致癌病的產生和成長的因素；情緒也並非單獨可以治癒癌病，它衹是衆多因素其中一份子，但它卻是來自病者本身的資源。協助他人從失望或絶望的邊沿，找到一線生命的曙光，不單是一件好事，或許還能挽回一條寶貴的性命。目前没有人知道改變病者的情緒會對治癌有多大的影響，可是我們卻知道，平靜、愉快和穩定的情緒，對患病者的健康來説，是百利而無一害。

第二十四章

結論：癌症是可以預防的

Conclusion: Cancer is Preventable

保健工作不單局限於醫生的診斷和治理，還要包括預防疾病的發生。倘若醫療上疏忽預防的工作，產生的後果便會像以下的一個比喻。

有一天，一名醫生在河邊釣魚消遣。當他正集中精神注視魚絲的移動時，突然聽到求救的聲音，原來河裡有人遇溺。他本能地放下魚竿，跳進河裡搶救遇溺者，把他拖上岸後，施予人工呼吸。正當被救的人開始甦醒時，醫生又聽到求救的呼喚。細心觀察，又是一名遇溺者在河裡掙扎，醫生祇好放下剛剛清醒的遇溺者，再次跳入河裡去搶救。如是者接二連三地把遇溺者救到岸上，但是遇溺事件不斷發生，醫生雖然盡了能力去搶救，但仍是應接不暇，他甚至没空想想究竟是誰人在上流作惡多端，不停將人推進河裡去，任由他們自生自滅。

保健工作如欠缺預防疾病的措施，便好像上述那孤掌難鳴的醫生，單獨一心一意地搶救，卻没空調查事情的真相。

癌病可以預防嗎？

大致上説，癌病是可以預防的。這是許多癌病專家的信念，但許多人仍然懷疑這句話的可信程度。那麼專家要舉出甚麼例子來説服這一群半信半疑的人呢？

長久以來，癌病都給人們一個迷惑的概念，因爲它的起因往往是模糊不清，成長也是出神入化，殺傷力强至可置人於死地。幸好近年來科學不斷進步，許多有關癌病的迷惑漸漸瓦解，它們的成因和危機都先後被研究學者揭發出來，頓時使預防疾病的希望露出了曙光。

我們試看圖表一列出來的癌病可能成因和它們造成死亡的衝擊，便知道合適的預防措施若能及早實行，真的可以減少一半患

成因	癌病死亡率
食物	百分之三十五
煙草	百分之三十
生育和性事行為	百分之七
職業危險	百分之四
酗酒	百分之三
陽光曝曬過多	百分之三
環境污染	百分之二
工業產品	百分之一
醫藥和治療	百分之一
其他	百分之十四

圖表一：癌病成因和死亡率

上癌病的機會。依照專家的估計，目前人們患癌的機會是一比三或四（即每三或四個人當中，便有一人會患上癌病）。

防癌三步曲

基本上預防癌病可分爲三個層次（參閱圖表二）：

第一防線(Primary Prevention)是當疾病尚未發生前，便採取預防措施。例如：種牛痘可以預防天花，服預防小兒麻痺的疫苗，可避免患上該種流行性疾病。要預防癌病，應多吃低脂肪和高纖維的食物，不吸煙，避免接觸那些能傷害身體的東西(參閱表一)。

第二防線(Secondary Prevention)是指疾病已經存在，但患者是不知情的，因爲自己没有感到任何症狀，醫護人員刻意揭發它，

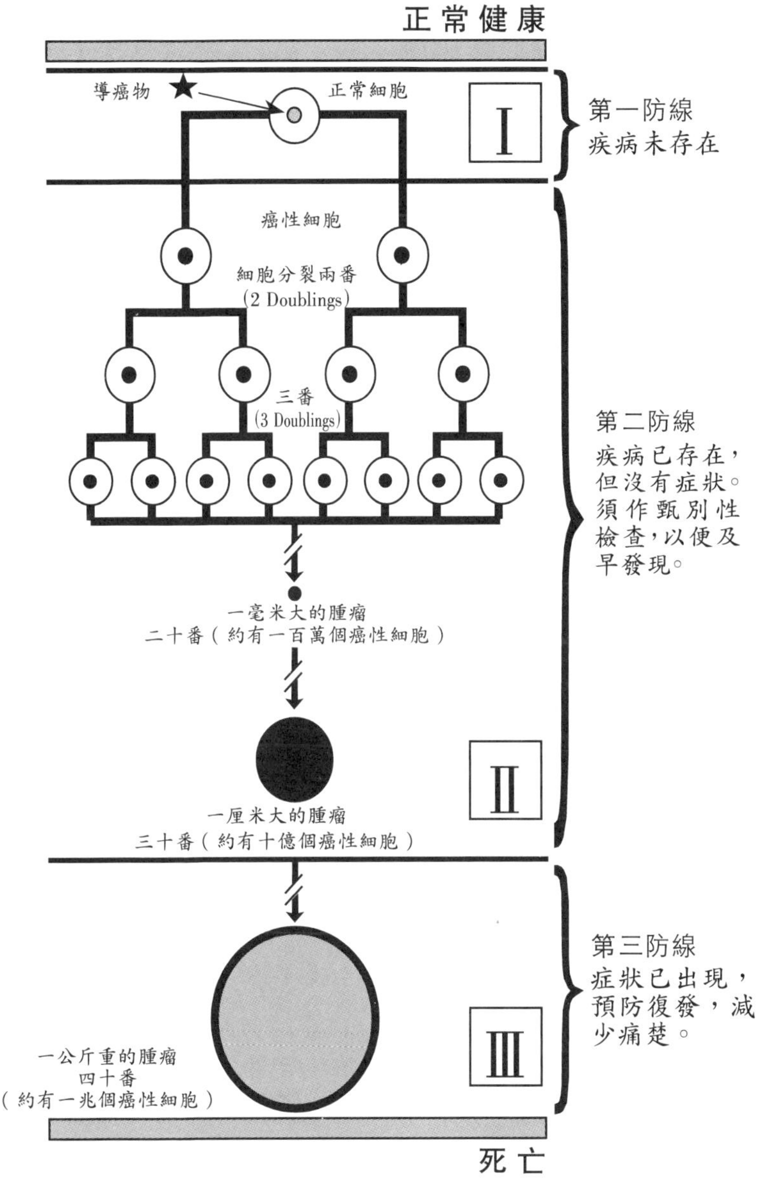

圖表二：預防癌症的三個層次

這便是所謂「及早發現」(Early Detection)或「甄別性檢查」(Screening Tests)。例如：防癆的皮膚試驗(Tuberculin Skin Test)，防子宮頸癌的抹片檢查(Pap Test)，防女性乳癌的 X 光鏡造影(Mammogram)等。

第三防線(Tertiary Prevention)是指目前醫務衛生局所提供大部分的醫療服務。病者已有症狀，經醫生診斷後，開始施行各種合適的治療方法，主要目的是使患者痊癒，防止舊病復發。不能痊癒的疾病，醫護人員希望能控制疾病惡化，減少病者痛苦，同時也盡量避免因治療而造成的不良副作用。治理乳癌便是一個好例子：醫生選擇手術方法時，一方面考慮痊癒的機會，一方面也會考慮手術造成毀容的衝擊。至於處理末期的病者，善終服務(Hospice Care)可減輕他們身心的苦楚。

癌病教育的重要性

若要使癌症成爲一種可以預防的疾病，首要工作便是強調癌病教育的重要性。圖表二顯示一名癌症患者，由「正常」健康(Wellness)到死亡的整個過程。病者和醫生的教育水平愈高，發現癌病的機會愈早，痊癒的希望也相對增加。相反地，教育水平偏低，警覺性緩慢，病入膏肓才診斷出來，爲時晚矣。

根據過往的歷史，癌病教育都是偏向引導公衆及早認識它的普通症狀和一些特別的警告訊息。一般而言，每當患者發覺有症狀時，癌病已到達一個階段，使痊癒的機會減少。因此，防癌的策略最好能做到阻止癌病的產生。退而思其次，便是及早發現它的存在，不用等待任何症狀或病徵揭發事情的真相。若要達到這高水平的目的，我們便要做好第一防線的工夫，認識、更改或去除一切因環境和生活方式所造成癌病的危機。

第一防線的防癌計畫，目的是要讓公衆人士和醫生瞭解下列各點：

▲有些癌病，可從家族史裡看到遺傳的危機，並作出適當的預防措施，減少疾病發生的機會。

▲煙草的害處，及其他導癌物的可怕，並瞭解各種戒煙的有效方法。

▲如何進食高纖維和低脂肪的食物。

▲如何保障個人或家庭成員在工作上或環境上避免接觸導癌的物質。

▲壓力和情緒可以影響個人健康，或甚至造成癌病的產生。因此，學習各種消除或減輕壓力的方法。

▲運動的益處，不單可以強壯體魄，同時也可以減少患癌的機會。

病向淺中醫，癌症愈早被發現，復元的機會愈高。因此，第二防線的防癌工作（參閱表三）也值得我們重視。現今許多癌病

檢查	性別	年齡	次數
X 光照肺		不贊成	
驗痰		不贊成	
直腸鏡檢查	男／女	超過五十	兩次陰性後，隔年一次
大便隱血	男／女	超過五十	每年一次
肛探	男／女	超過四十	每年一次
子宮頸抹片	女	十八歲以上或任何性事活躍的女性	每年一次（三次陰性後，可隔一、二年）
婦科檢查	女	二十至四十歲	每三年一次
		四十歲以上	每年一次
子宮內膜組織檢查	女	絕經後的高危婦人	絕經時
自我檢查乳房	女	二十歲以上	每月一次
醫護人員檢查乳房	女	二十至四十歲	每三年一次
		四十歲以上	每年一次
乳房 X 光造影術	女	三十五至三十九歲	作一次底線檢查
		四十至四十九歲	每一、二年一次
		五十歲以上	每年一次
健康諮詢和	男／女	二十歲以上	每三年一次
癌病檢查	男／女	四十歲以上	每年一次

圖表三：癌症甄別性檢查指南

是可以及早甄別出來的，如自我檢查乳房、睾丸和皮膚，都是患者本人可以做得到的事情。至於定期檢查子宮頸抹片，乳房X光造影術及各種內窺鏡新科技，也是十分安全和準確的診斷工具。就算是簡單的大便檢查隱血，有時也能揭露一些暗藏著的可怕疾病。

雖然現今醫學都希望以第一和第二防線作爲工作的目標，但普羅大衆卻習慣等待病症出現後才加以治理。因此，首要工作便是改變固有的態度，讓大衆認識及早診治的重要性，瞭解第一防線防癌的理想和可行性。

如何使防癌的計畫付諸實行呢？專家告訴我們，認知(Awareness)衹是一個開端，將認識的癌病知識應用在個人生活上，才是重要的關鍵。最理想的方法便是訂下一個防癌的計畫，依照個人的家族史、性別、年齡、生活方式、工作環境、衛生習慣和進食的傾向，訂下應做的預防措施。如日常自我檢查乳房（女性）或睾丸（男性），定期作子宮頸抹片檢查，規定運動方式，或是參加戒煙或戒酒的團體等等，都是有效而又可行的工作。

在策劃個人防癌的措施時，也要考慮到家庭成員的健康。吸煙雖然是個人的習慣，但讓家人吸取「二手煙」是會危害別人的健康，所以吸煙者應以大局爲重，及早戒掉香煙。同樣地，在家庭裡負責煮食的主婦，應認識防癌的進食方法（幸好和預防心臟病的食物大同小異），選擇一些低脂肪和高纖維的食品，注意均衡的飲食營養，以減少患上癌病的機會。除了食物之外，我們也應留意居住和工作地方的環境污染情況。

策劃防癌的工作，並非衹是局限於個人和家庭，亦應伸延到社區，才可以有成果。對癌病有深刻認識的人士，應參與加拿大癌症協會及其他有關的機構，在學校、商業機構和社區中心，義務地推廣防癌的教育。推行社區防癌的工作，還需要政府的認可和支持。舉例來說，我們可有顧慮到鄰近工廠排出來的廢物，是否會污染空氣和食水？我們工作的地方是否安全呢？兒女們就讀的學校，是否有石棉的建築材料呢？……這些大衆問題，我們應盡己所能尋求一個圓滿的解決方法，爲己爲人，將防癌的理論付諸行動。

祖迪芙是一間巨型油公司的化學師，曾這樣坦率地表達個人對防癌計畫的態度：「我對防癌工作是十分認真的。我有年幼的兒女，因此需要盡一切努力以保持自己長壽。成功與否，仍是未知之數，但就算日後不幸患上癌病，至少我不會埋怨自己沒有盡力做好防癌的工作。」祖迪芙沒有在恐懼的心理下活著，相反地，她做足防癌措施，不單獲得精神上的平和，對能主宰個人的健康也感到十分快慰。她深信維護個人健康，不應完全倚賴家庭醫生，自己也應負上多少責任。

目前社會人士大多數接納防癌工作的重要性，不久將來，癌病的個案將會逐漸減少。但是，仍然有一些人會懷疑防癌計畫是否有效，因爲專家沒法保證他們永不患上癌病；儘管嚴格地遵守不吸煙，多運動和多吃高纖維低脂肪食物，某些人士也會患上癌病，何解？這正好指出我們對癌病的認識仍不足夠，它真正如何形成起來，目前仍是一個謎。

專家告訴我們，防癌工作雖然不能完全杜絕一切癌病，但卻可以減少患癌的機會。由癌細胞形成開始，直至癌腫瘤被醫生診斷出來，需時約十年至三十年。因此我們應對防癌工作有信心，認真地遵從專家的忠告，盡量利用這段時間克服癌病。這正是防癌計畫的主要目標。

附録
APPENDICES

附錄 A

一九九七年度估計加國主要癌症的新診斷個案和死亡數字

Estimated New Cases and Deaths from Major Sites of Cancer in Canada 1997

位置	個案	死亡
肺	20,300	17,000
腸癌	16,400	6,200
乳癌（女）	18,600	5,300
前列腺	19,800	4,200
泌尿系統	8,500	2,700
子宮	4,800	1,100
口腔	3,170	1,070
血癌	3,300	2,010
胰腺	2,900	2,850
皮膚（黑素瘤）	3,200	660
卵巢	2,200	1,350

（註：數字以十位完整計算。）

附錄 B

癌症七個警告訊號
Cancer's Seven Warning Signals

（一）大便或小便習慣更改。
（二）傷口不復元。
（三）異常出血或分泌。
（四）乳房或身體其他部位長出硬塊。
（五）消化不良或吞嚥困難。
（六）疣或黑痣有顯著的轉變。
（七）長久咳嗽和聲音沙啞。

閣下如患有上述任何一種情況，應及早請教醫生。

附錄 C

癌症甄別性檢查指南
Guidelines for the Cancer Related Check-up

檢查	性別	年齡	次數
X 光照肺		不贊成	
驗痰		不贊成	
直腸鏡檢查	男／女	超過五十歲	兩次陰性後，隔年一次
大便隱血	男／女	超過五十歲	每年一次
肛探	男／女	超過四十歲	每年一次
子宮頸抹片	女	十八歲以上或任何性事活躍的女性	每年一次（三次陰性後，可隔一、二年）
婦科檢查	女	二十至四十歲	每三年一次
		四十歲以上	每年一次
子宮內膜組織檢查	女	絕經後的高危婦人	絕經時
自我檢查乳房	女	二十歲以上	每月一次
醫護人員檢查乳房	女	二十至四十歲	每三年一次
		四十歲以上	每年一次
乳房 X 光造影術	女	三十五至三十九歲	作一次底線檢查
		四十至四十九歲	每一、二年一次
		五十歲以上	每年一次
健康諮詢和	男／女	二十歲以上	每三年一次
癌病檢查	男／女	四十歲以上	每年一次

附錄 D1

男女各種癌症的病發率
Cancer Incidence by Site and Sex

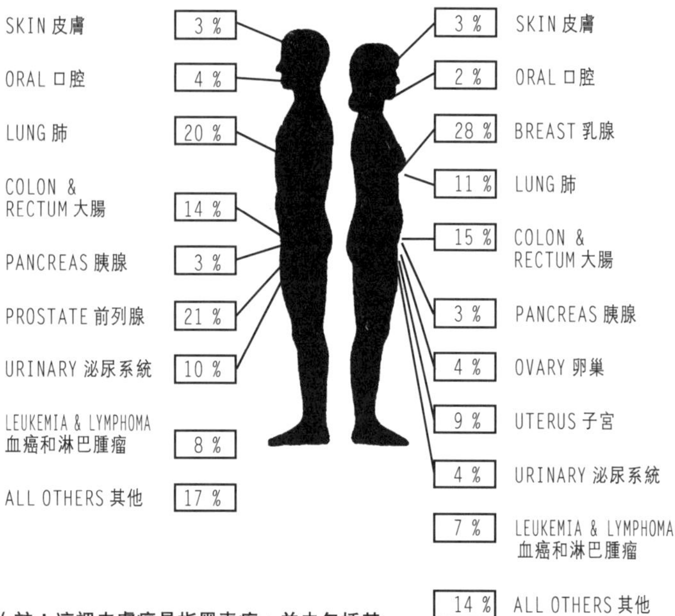

（註：這裡皮膚癌是指黑素瘤，並未包括其他種類）

附錄 D2

男女各種癌症的死亡率

Cancer Deaths by Site and Sex

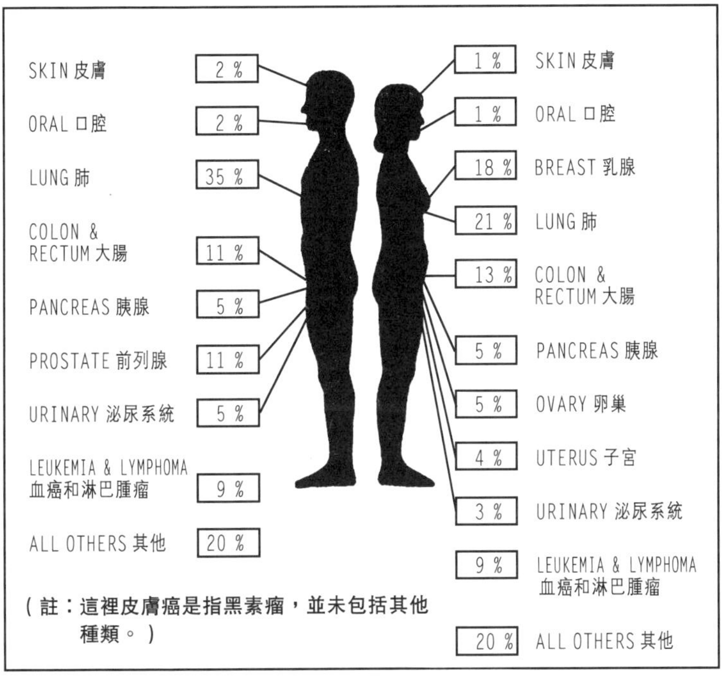

（註：這裡皮膚癌是指黑素瘤，並未包括其他種類。）

附錄 E1

一九六九年至一九九七年加拿大男性
幾種癌症病發率的進展圖表
Incidence Rates for Selected Cancer Sites,
Male, Canada 1969 - 1997

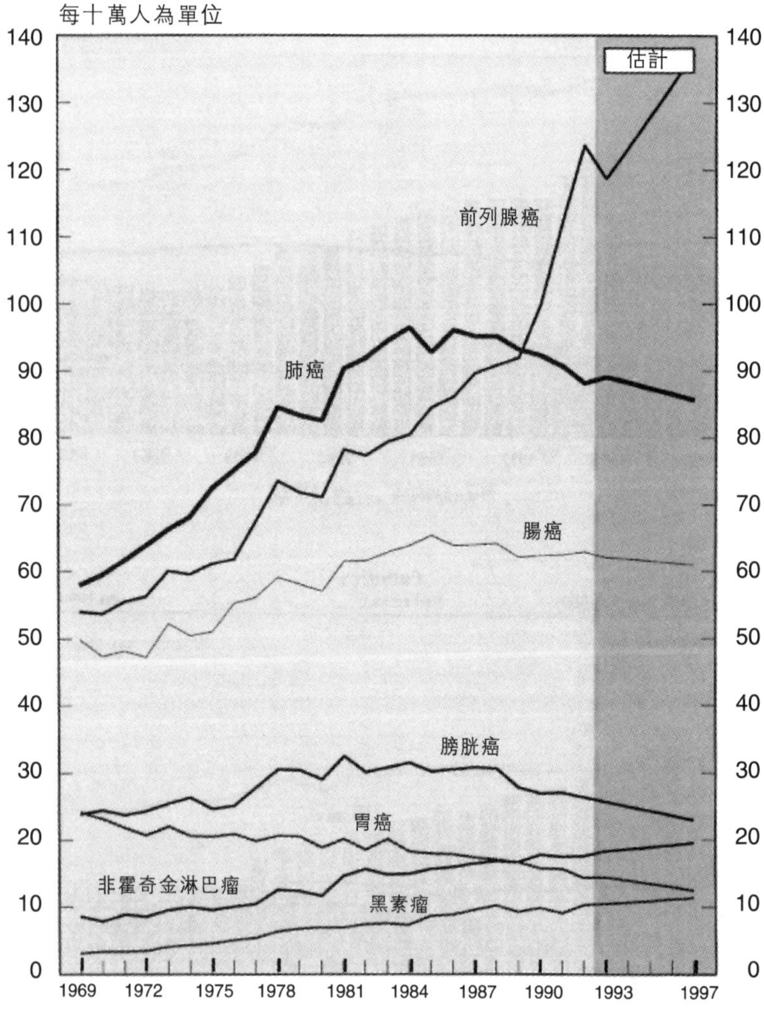

（資料來源：Health Statistics Division, Statistics Canada）

附錄 E2

一九六九年至一九九七年加拿大女性
幾種癌症病發率的進展圖表
Incidence Rates for Selected Cancer Sites ,
Female, Canada 1969 - 1997

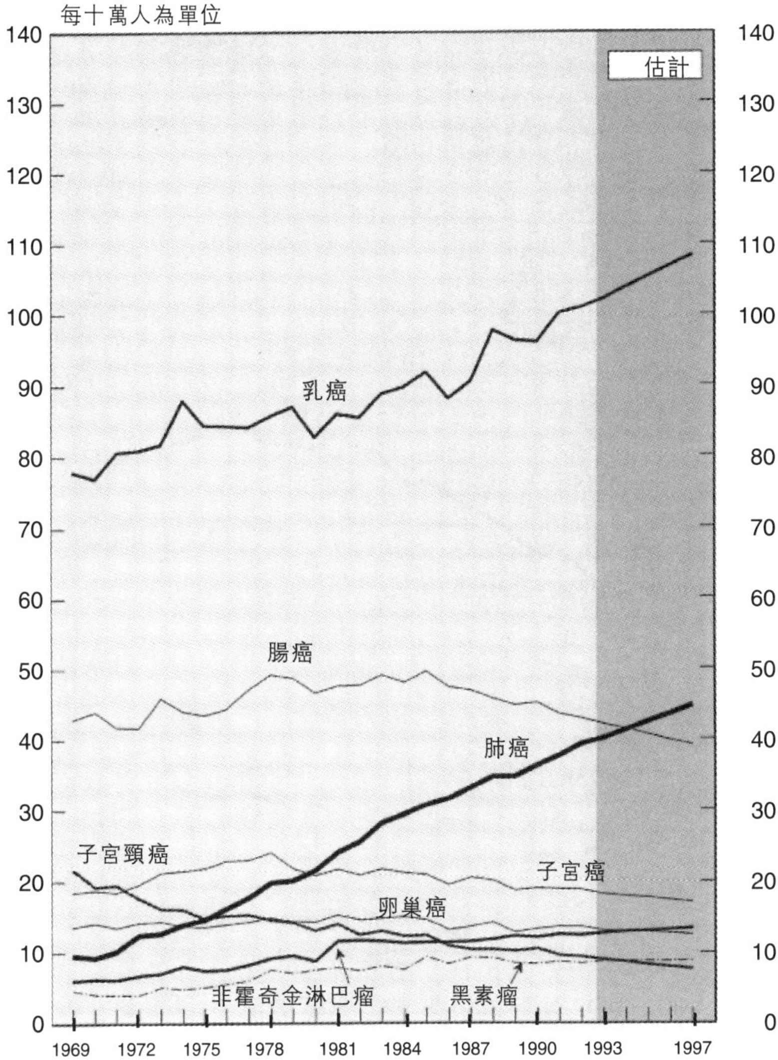

（資料來源：Health Statistics Division, Statistics Canada）

附錄 F1

世界各國男性幾種癌症病發率比較圖表

International Range of Incidence for Selected Sites of Cancer for Male

（資料來源：WATERHOUSE et. al. 1982）

	男性				
	高		低		
位置	人口	病發率	人口	病發率	高／低比率
唇	加拿大，紐芬蘭	22.8	日本，大阪	0.1	228.0
舌	印度，孟買	10.2	羅馬尼亞，古哲郡	0.5	20.4
口腔	法國，巴斯尼（城市）	13.0	日本，米吔奇	0.5	26.0
口咽	法國，巴斯尼（城市）	13.4	挪威	0.3	44.7
鼻咽	香港	32.9	日本，米吔奇	0.3	109.7
下咽腔	法國，巴斯尼（鄉村）	11.0	以色列，猶太人	0.2	55.0
食道	中國，上海	24.7	匈牙利，沙保克斯（鄉村）	1.1	22.5
胃	日本，長崎	100.2	美國，亞特蘭大，白人	5.7	17.6
大腸	美國，康乃狄格	32.3	印度，般那	3.1	10.4
直腸	加拿大，西北區域和育干	22.6	以色列，非猶太人	3.1	7.3
肝	香港	34.4	澳洲，新南威爾斯（鄉村）	0.6	57.3
膽囊	美國，新墨西哥，阿米利第安人	7.7	印度，孟買	0.5	15.4
胰腺	美國，海灣區，黑人	18.3	印度，孟買	2.0	9.2
喉	意大利，華利斯	16.0	英國北部蘇格蘭	1.8	8.9
肺,氣管	美國，新奧意良，黑人	107.2	美國，新墨西哥，阿米利第安人	8.1	13.2
黑素瘤	澳洲，新南威爾斯（城市）	17.2	日本，大阪	0.2	86.0
前列腺	美國，阿拉美達，黑人	100.2	中國，上海	0.8	125.3
睪丸	瑞士，弗州（鄉村）	10.5	古巴	0.3	35.0
男性生殖器	牙買加，京士頓	5.7	美國，洛杉磯，白人	0.2	28.5
膀胱	瑞士，日內瓦	30.2	印度，般那	2.4	12.6
腎	美國，夏威夷，白人	11.2	印度，孟買	1.3	8.6
腦	澳洲，南部	8.2	日本，米吔奇	0.9	9.1
甲狀腺	美國，夏威夷，中國人	7.8	印度，般那	0.4	19.5
淋巴肉瘤	瑞士，日內瓦	8.5	波蘭，華沙（鄉村）	1.2	7.1
霍奇金病	瑞士，弗州（城市）	4.9	日本，米吔奇	0.5	9.8
多發性骨髓瘤	美國，海灣區，黑人	8.4	印度，般那	0.6	14.0
血癌（淋巴性）	瑞士，紐撒滔	7.9	日本，福岡（城市）	0.5	15.8
血癌（骨髓性）	美國，夏威夷，夏威夷人	8.7	羅馬尼亞，古哲郡	0.7	12.4

附錄 F2

世界各國女性幾種癌症病發率比較圖表

International Range of Incidence for Selected Sites of Cancer for Female

（資料來源： WATERHOUSE et. al. 1982 ）

	女性				
	高		低		
位置	人口	病發率	人口	病發率	高／低比率
唇	羅馬尼亞，古哲郡	2.3	美國，伯明罕	0.1	23.0
舌	印度，孟買	4.1	捷克，士魯維鐵亞西部	0.2	20.5
口腔	印度，孟買	5.8	南斯拉夫，士魯晏尼亞	0.2	29.0
口咽	美國，夏威夷，白人	2.7	日本，大阪	0.1	27.0
鼻咽	香港	14.4	英國，喘特	0.1	144.0
下咽	印度，孟買	2.2	加拿大，卑詩省	0.1	22.0
食道	印度，孟買	10.7	美國，猶他	0.4	26.8
胃	日本，長崎	51.0	以色列，非猶太人	2.4	21.3
大腸	美國，海灣區，日本人	27.4	印度，般那	2.8	9.8
直腸	瑞士，紐撒滔	13.4	以色列，非猶太人	1.5	8.9
肝	中國，上海	9.1	挪威，鄉村	0.4	22.8
膽囊	美國，新墨西哥，阿米利第安人	22.2	印度，孟買	0.7	31.7
胰腺	美國，新墨西哥，阿米利第安人	10.4	印度，孟買	0.9	11.6
喉	印度，孟買	2.6	挪威	0.2	13.0
肺，氣管	紐西蘭，毛利人	48.8	西班牙，那瓦爾	2.6	18.8
黑素瘤	澳洲，新南威爾斯（鄉村）	19.1	日本，大阪	0.2	95.5
乳	美國，夏威夷，夏威夷人	87.5	日本，大阪（鄉村）	8.9	9.8
子宮頸	哥林比亞，加里	52.9	以色列，非猶太人	2.1	25.2
子宮	美國，阿拉美達，白人	38.5	日本，福岡（鄉村）	1.0	38.5
卵巢	以色列，在歐洲和美國誕生的猶太人	17.2	日本，大阪（鄉村）	2.1	8.2
膀胱	美國，新奧爾良，白人	6.5	匈牙利，沙保克斯（鄉村）	0.5	13.0
腎	加拿大，西北區域和育干	15.3	印度，般那	0.6	25.5
腦	波蘭，華沙市；美國，夏威夷	6.6	日本，米咃奇（鄉村）	0.6	11.0
甲狀腺	夏威夷人	17.6	波蘭，華沙（鄉村）	0.7	25.1
淋巴肉瘤	美國，夏威夷，夏威夷人	6.3	波蘭，加吐維斯	0.5	12.6
霍奇金病	瑞士，弗州（鄉村）	4.3	日本，大阪	0.3	14.3
多發性骨髓病	美國，夏威夷，夏威夷人	5.9	波蘭，加吐維斯	0.4	14.8
血癌（淋巴性）	美國，新墨西哥，白人	3.3	日本，福岡	0.4	8.3
血癌（骨髓性）	紐西蘭，毛利人	5.4	匈牙利，沙保克斯	0.8	6.8

附錄 G

癌症死亡率依年齡組別分佈圖
Cancer Deaths by Age

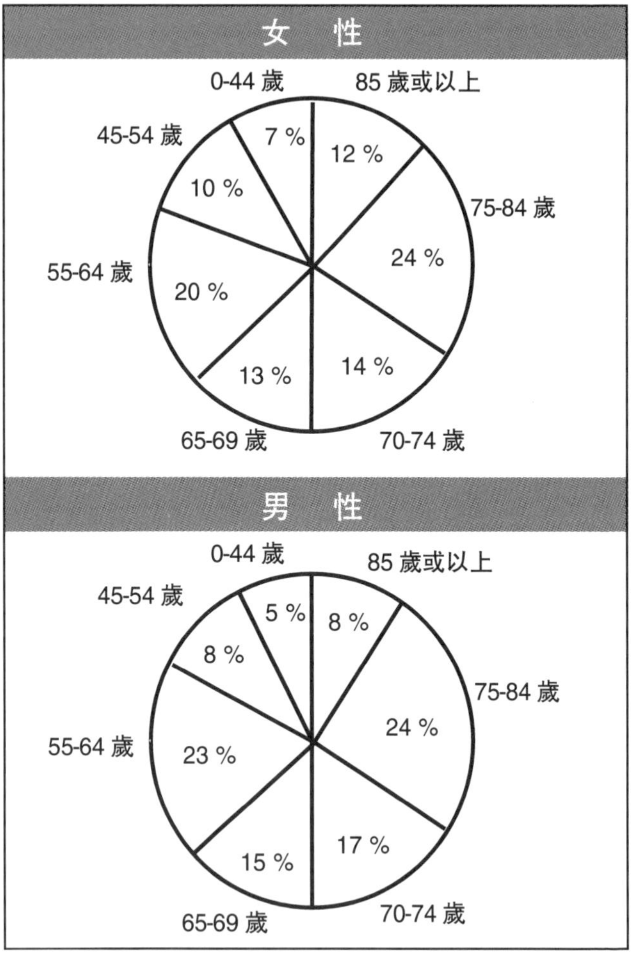

附錄 H

加拿大男女十種主要死因
Ten Leading Causes of Death(Male/Female)in Canada

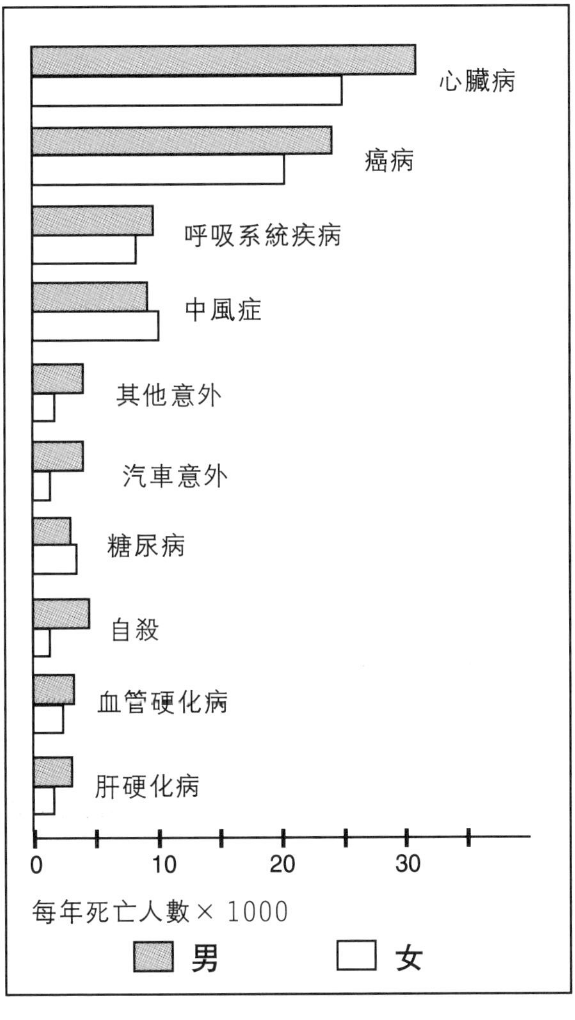

附錄 I

一九九六年加拿大各類疾病的直接消費
Direct Costs of Illness by Disease Category in Canada 1996

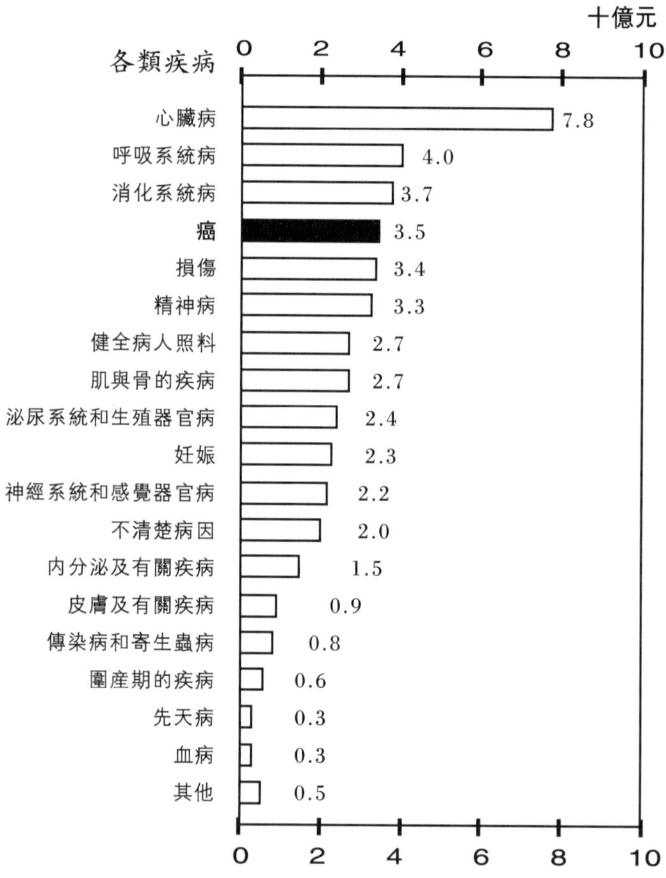

（資料來源：Cancer Bureau, Health Canada）

附錄J

一九九六年加拿大用於癌症的直接消費
Direct Costs of Cancer in Canada 1996

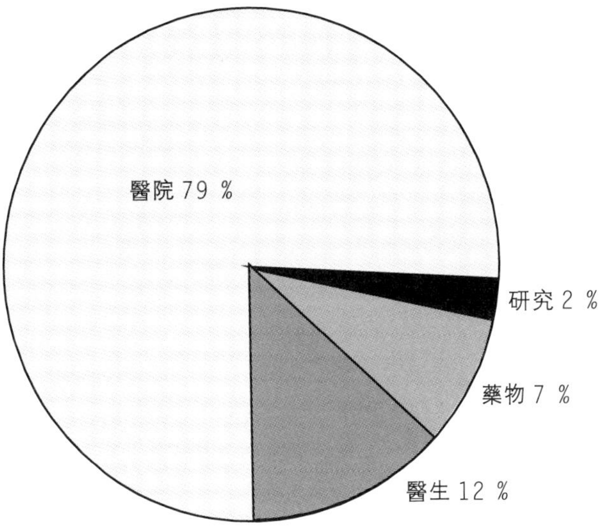

（資料來源：Cancer Bureau, Health Canada ）

附錄 K

加拿大及卑詩省癌症資訊來源

Cancer Information Sources in Canada and British Columbia

癌症諮詢服務電話：1-888-939-3333

可查詢一般癌症資料，此服務爲全國性，包括卑詩省之中文查詢服務。

卑詩省癌症控制局癌症資源市心

BC Cancer Agency Cancer Information Centre

查詢電話：877-6000/1-800-933-3333 內線 2688

可查詢較詳盡之癌症資料，及借閱參考書、錄影帶和錄音帶。

卑詩省癌症控制局/卑詩省癌症基金會網址

BC Cancer Agency/BC Cancer Foundation Website：

http://www.bccancer.bc.ca

儲存供醫護人員、病者及家屬參考的癌症資料，和卑詩省癌症控制局屬下的癌症中心、卑詩省癌症基金會、爲支持卑詩省癌症及基金研究之世紀運動的資料。

附錄 L

加拿大國家癌症組織／加拿大癌症協會
National Cancer Institute of Canada/ Canadian Cancer Society

National Office
Canadian Cancer Society &
National Cancer Institute of Canada
10 Alcorn Avenue, Suite 200
Toronto, Ontario
M4V 3B1
Tel.(416)961 - 7223
Fax.(416)961 - 4189

Newfoundland & Labrador Division
Canadian Cancer Society
1 Crosbie Place
Crosbie Building, 2nd floor
P.O. Box 8921
St. John's, Newfoundland
A1B 3R9
Tel.(709)753 - 6520
Fax.(709)753 - 9314

Prince Edward Island Division
Canadian Cancer Society
1 Rochford Street
Suite #1
Charlottetown, Prince Edward Island
C1A 3T1
Tel.(902)566 - 4007
Fax.(902)628 - 8281

Nova Scotia Division
Canadian Cancer Society
5826 South Street, Suite 1
Halifax., Nova Scotia
B3H 1S6
Tel.(902)423 - 6183
Fax.(902)429 - 6563

New Brunswick Division
Canadian Cancer Society
133 Prince William Street
P.O. Box 2089
Saint John, New Brunswick
E2L 3T5
Tel.(506)634 - 6272
Fax.(506)634 - 3808

Québec Division
Maison de la Société canadienne du cancer
5151 boul. l'Assomption
Montréal (Québec)
H1T 4A9
Tel.(514)255 - 5151
Fax.(514)255 - 2808

Ontario Division
Canadian Cancer Society
1639 Yonge Street
Toronto, Ontario
M4T 2W6
Tel.(416)488 - 5400
Fax.(416)488 - 2872

Manitoba Division
Canadian Cancer Society
193 Sherbrook Street
Winnipeg, Manitoba
R3C 2B7
Tel.(204)774 - 7483
Fax.(204)774 - 7500

Saskatchewan Division
Canadian Cancer Society
1870 Albert Street, Suite 340
Regina, Saskatchewan
S4P 4B7
Tel.(306)757 - 4260
Fax.(306)569 - 2133

Alberta & N.W.T. Division
Canadian Cancer Society
#200, 2424 - 4th Street S.W.
Calgary, Alberta
T2S 2T4
Tel.(403)228 - 4487
Fax.(403)228 - 4506

British Columbia & Yukon Division
Canadian Cancer Society
565 West 10th Avenue
Vancouver, British Columbia
V5Z 4J4
Tel.(604)872 - 4400
Fax.(604)879 - 4533